ÉTUDE
MÉDICO-PSYCHOLOGIQUE
DU
LIBRE ARBITRE HUMAIN

PAR

P.-J. GRENIER

DEUXIÈME ÉDITION

PARIS
ADRIEN DELAHAYE, LIBRAIRE-ÉDITEUR
PLACE DE L'ÉCOLE-DE-MÉDECINE

1868

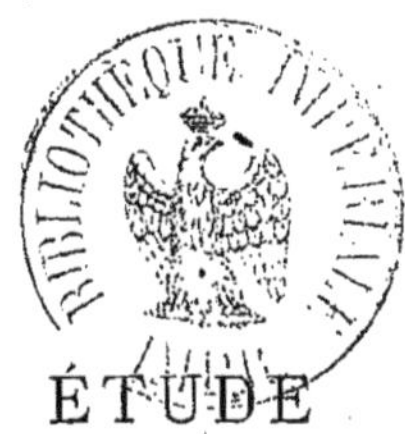

ÉTUDE

MEDICO-PSYCHOLOGIQUE

DU

LIBRE ARBITRE HUMAIN

Paris. — Typ. A. Parent rue Monsieur-le-Prince, 31.

ÉTUDE

MÉDICO-PSYCHOLOGIQUE

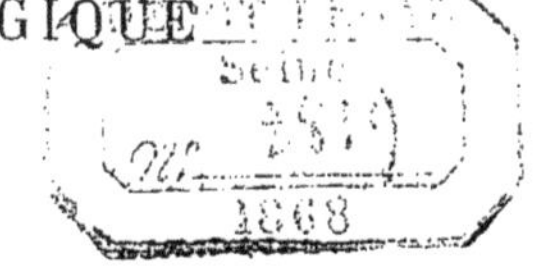

DU

LIBRE ARBITRE HUMAIN

PAR

P.-J. GRENIER

DEUXIÈME ÉDITION

PARIS
ADRIEN DELAHAYE, LIBRAIRE-ÉDITEUR
PLACE DE L'ÉCOLE-DE-MÉDECINE

1868

ÉTUDE

MÉDICO-PSYCHOLOGIQUE

DU

LIBRE ARBITRE HUMAIN

. . . . . Mentem sanari, corpus ut ægrum
Cernimus, et flecti medicina posse videmus.

(LUCRÈCE, liv. III, v. 509.)

S'il me fallait le patronage d'une autorité du passé pour faire absoudre ma franchise, eh bien je me réclamerais de notre vieux Jean Wier, qui, à ses risques et périls, attaqua une croyance séculaire, entourée du respect de tous, où il ne voyait, lui, qu'un préjugé à combattre.

(AXENFELD, *Conférences historiques*.)

« Il n'y a ni crime ni délit, dit l'art. 64 du Code pénal, lorsque le prévenu était en état de démence au moment de l'action, ou lorsqu'il y a été contraint par une force à laquelle il n'a pu résister. »

Or, le mot de démence doit être pris ici dans son acception la plus large, comme exprimant tout état où l'homme n'a plus son libre arbitre, selon les idées généralement reçues, et en particulier selon les principes admis par la philosophie de notre Code.

« De tout temps, les philosophes ont distingué, dans l'organisme humain, deux ordres de facultés : les facultés intellectuelles, dont le jeu produit le phénomène de la pensée, et dont le cerveau est l'organe ; et les facultés affectives ou morales, qui sont le principe de la volonté et de l'activité humaines, mais qui n'ont pas un centre fixe et constant, comme l'est pour l'intelligence le foyer cérébral. C'est l'absence, l'abolition, ou la lésion générale ou partielle de ces facultés, qui constitue l'aliénation mentale » (1).

Quelle que soit notre opinion sur la formule psychologique donnée par les auteurs de la médecine légale, que nous venons de citer, nous aimons à enregistrer leurs paroles, pour bien préciser : 1° qu'il faut à l'homme son libre arbitre, d'une façon absolue et complète, pour pouvoir tomber sous le coup de la loi ; 2° que toute lésion des facultés affectives ou intellectuelles enlève ce libre arbitre.

La question posée en ces termes, il n'est pas, nous croyons, indifférent à la législation pénale de bien préciser ce que l'on entend et ce que l'on doit entendre par ces mots le *libre arbitre*.

Aussi, avons-nous cherché à montrer dans ce travail de quelle façon la liberté morale était comprise par les philosophes et législateurs chrétiens du moyen âge ; comment les philosophes métaphysiciens du siècle dernier et de notre époque l'envisagent à leur tour ; comment enfin, cet attribut de l'espèce humaine, pour parler le langage philosophique, cette propriété de la matière organisée, dirions-nous plus volontiers, doit être comprise par la science expérimentale.

Que si on nous reproche d'aller au delà des questions qu'on doit aborder dans une thèse de médecine, de nous engager dans un monde par trop extra-médical, nous rappellerons à nos juges la définition, donnée par le célèbre Orfila, de la médecine légale :

(1) Manuel complet de médecine légale de Briand et Chaudé, p. 526.

« La médecine légale est l'ensemble des connaissances médicales, propres à éclairer les diverses questions de droit, et à diriger le législateur dans la composition des lois. »

Ajoutons, que nul mieux que le médecin ne peut comprendre l'intelligence et les passions de l'homme, soit en santé, soit en maladie, parce que nul, mieux que lui, ne connaît son organisme à l'état pathologique et normal.

Montrer l'influence des idées de philosophie générale sur la notion du libre arbitre humain, les modifications que les changements dans cette notion ont apportées aux divers Codes selon les croyances ; celles que la méthode scientifique, plus généralement suivie, pourrait apporter encore, tel est notre but. L'atteindrons-nous ? N'avons-nous pas trop présumé de nos forces en commençant ce travail ? Nous le craignons, et nous ne l'aurions pas entrepris, si nous n'avions compté sur l'indulgence de nos juges.

I

Les théologiens définissent le libre arbitre: « Une indifférence active de la volonté, à vouloir ou à ne vouloir pas; un pouvoir électif, une faculté de se déterminer à une chose ou à une autre, sans *contrainte* et sans *nécessité* » (1).

Cette définition remplit à coup sûr une condition essentielle, la clarté. Si l'homme avait en effet le pouvoir en lui-même de se déterminer en dehors de toute cause extérieure, cette définition mériterait d'être conservée par toutes les croyances. Deux mots cependant demandent une explication : d'après le R. P. Richard, pour posséder complétement son libre arbitre, l'homme doit pouvoir agir sans contrainte et sans nécessité.

Sans contrainte, cela se conçoit; il est évident qu'une force extérieure qui pousse ma main la met dans un état de non liberté. Mais, sans nécessité! L'homme peut-il bien agir sans nécessité? Nous ne comprenons guère, dans l'état de nos connaissances, une action qui ne serait pas précédée d'un désir qui la détermine. Du reste, il paraît que bien des théologiens ne le comprenaient pas mieux que nous. Jansénius dit : « Pour mériter et démériter dans l'état de la nature corrompue, la liberté qui exclut la nécessité n'est pas requise en l'homme, mais seulement, la liberté qui exclut la contrainte » (2).

Du reste, il s'en faut de beaucoup que tous les théologiens fussent d'accord sur cette question du libre ar-

(1) Dictionnaire des sciences ecclésiastiques du R. P. Richard, édit. 1760, art. *Libre arbitre.*

(2) Il est vrai que la doctrine de Jansénius a été condamnée par l'Église, comme les Manichéens, les Prédisnatiens, les Priscillianistes, qui tous niaient le libre arbitre. — Du reste, Pélage, qui a nié la grâce, n'a pas été plus épargné. On sait que, dans sa vigoureuse polémique contre les Pélagiens, saint Augustin a fortement incliné vers le fatalisme. Jusqu'à Bossuet, l'Église n'a cherché qu'à tenir un équilibre difficile entre la prédestination qui exclut la liberté et la liberté qui semble exclure la grâce.

bitre. Plusieurs ont considéré l'homme comme obéissant à une puissance située en dehors de lui. Il faut distinguer, disaient-ils, deux choses, ce qui fait agir et ce qui est le corps agissant ; le principe existant avant l'acte est en dehors de l'homme, comme la force qui lance la pierre est en dehors de la pierre, quoique le mouvement lui-même soit bien dans la pierre. Voici les arguments cités par saint Thomas pour soutenir cette thèse :

« Ad primum sic proceditur. Videtur quod homo non « sit liberi arbitrii.

« Quicumque enim est liberi arbitrii, facit quod vult, « sed homo non facit quod vult.

« Dicitur enim : Non enim quod volo bonum hoc ago, sed quod odi malum illud facio.

« Ergo homo non est liberi arbitrii.

« Præterea : liberum est, quod sui causa est, ut dicitur. « Quod ergo movetur ab alio non est liberum. Sed Deus « movet voluntatem.

« Præterea quicumque est liberi arbitrii est dominus « suorum actium ; sed homo non dominus suorum ac- « tium » (1).

Malgré ces dissidences, qui trouvent leur source surtout dans deux dogmes essentiels : dans la croyance que tout vient de Dieu, et que Dieu n'étant que bonté n'a pu créer le mal ; enfin dans le dogme de la grâce, que les théologiens se sont toujours évertués, mais en vain, de faire concorder avec la liberté humaine, il est de foi que l'homme *est créé libre, et absolument responsable de ses actions.*

C'est qu'en effet il est indispensable à l'ensemble de

(1) Saint Thomas, Summa Theologica, quæstio LXXXIII.

la doctrine que l'homme jouisse de son libre arbitre. Que deviendraient sans cela les récompenses et les châtiments éternels, cette pierre angulaire d'un édifice social dont nous conservons pieusement les débris.

Du reste cette raison du dogme est pleinement avouée par les théologiens. — Voici en quels termes le dictionnaire des sciences ecclésiastiques s'exprime à ce sujet:

« L'homme est né libre. Dieu lui a donné, en le créant, le pouvoir de faire le bien et le mal. — Avec cette différence cependant que, pour faire le mal, il n'a besoin que de lui-même, en suivant la concupiscence qui l'y entraîne, quoiqu'il y puisse toujours résister, et pour faire le bien d'une façon méritoire du salut éternel, il a besoin de la grâce qui le lui fait faire, quoique sans nécessité et sans contrainte, en lui laissant toujours le pouvoir de lui résister. — Tout cela est de foi, parce que c'est également fondé sur l'Écriture, sur les Conciles et sur les Pères, sans parler de la saine raison » (1). . . . .

Mais qu'est-il besoin d'autorité? Si l'homme n'était pas libre, et qu'il agît par un instinct irrésistible et nécessaire, que deviendraient *« les menaces et les promesses, les conseils et les préceptes, les peines et les récompenses »* (2)?

Ainsi voilà donc le grand mot lâché. Il est indispensable qu'on croie au libre arbitre, parce qu'il est indispensable qu'on espère des récompenses et qu'on craigne des châtiments. Mais cela était indispensable surtout au sacerdoce, pas du tout à l'humanité.

(1) Eccles., ch. 15, vers 14. — Le concile de Trente prononce anathème contre ceux qui disent le libre arbitre éteint depuis le péché d'Adam. — Voir le livre de saint Augustin, du Libre arbitre et de la grâce.

(2) R. P. Richard, *loc. cit.*, article *Libre arbitre.*

S'il était indispensable qu'on crût aux châtiments et aux récompenses, il était non moins utile que la toute-puissance et la prescience divine ne reçussent aucune atteinte. — Il était aussi utile, au sacerdoce toujours, qu'on pût et qu'on dût demander les secours de la toute-puissance de Dieu, par l'entremise de ses représentants. — De là est né le dogme de la grâce, dogme qui fut cause de tant de disputes théologiques, car il fallait le faire concorder avec la liberté humaine. Les plus sages avouèrent franchement que c'était un mystère, et que la concordance était impossible.

«Mais comment accorder cette liberté de l'homme avec l'indépendance du Créateur, et le besoin que l'homme a de son secours pour agir soit dans l'ordre de la nature, soit dans l'ordre de la grâce. — Cette conciliation a toujours été et sera toujours un écueil pour l'esprit humain, parce que c'est un mystère impénétrable, dont Dieu s'est réservé la connaissance» (1).

Voilà qui est bien établi; l'homme est libre, et cependant il vit sous l'influence d'une volonté extérieure à lui (*l'homme s'agite et Dieu le mène*). — Pour faire le mal ou ce qui est considéré comme tel, il n'a besoin que de suivre sa nature, et il ne peut, livré à lui-même, suivre une autre route; dans tout autre sentier, Dieu seul peut le conduire.

Or, qu'est le mal pour cette société chrétienne du moyen âge? Ce ne peut être ce que les sociétés modernes entendent par ce mot, et ici une explication devient indispensable pour bien comprendre la portée de leur opinion philosophique sur le libre arbitre et les conséquences juridiques qui en découlent.

(1) R. P. Richard, *loc. cit.*, article *Grâce*.

Le mal, c'est la désobéissance. — La désobéissance à Dieu et à la saine raison ; nous allons voir comment les théologiens comprennent cette saine raison :

« Il y a deux êtres dans l'acte humain : l'être physique et l'être moral. — L'être physique ou naturel de l'acte humain, c'est la substance même de l'action, considérée précisément en elle-même, en tant qu'elle est ou qu'elle peut être hors du néant : — L'être moral ou la moralité, c'est le rapport qu'a l'acte humain avec certaines règles. Quand l'acte humain est conforme à certaines règles, il est bon moralement. Quand il n'y est pas conforme, il est mauvais moralement. — La règle à laquelle l'acte humain doit être conforme, c'est la saine raison considérée dans Dieu et dans l'homme. »

« La droite raison considérée dans Dieu, c'est cette raison souveraine et incréée qui existe en Dieu de toute éternité, qu'on appelle la loi éternelle. — La droite raison considérée dans l'homme, c'est la lumière que Dieu a donnée à l'être raisonnable. »

« Ces deux raisons sont la règle de l'acte humain, avec cette différence *que la raison incréée est la première et la raison créée en est la seconde, et seulement en tant qu'elle est conforme à la raison incréée* » (1).

Ainsi, on le voit, ce n'est pas la raison humaine qui doit être le guide de l'acte humain, mais seulement la loi éternelle et divine, puisque la raison ne peut être écoutée que dans les cas où elle est conforme à cette dernière. Or, où trouve-t-on cette loi éternelle et divine ? En nous-mêmes ? Non, puisque alors ce serait la raison créée, mais seulement dans la révélation, c'est-à-dire dans les préceptes et ordonnances venus de Dieu par l'entremise de ses ministres ; ce qui revient à dire

(1) R. P. Richard, *loc. cit.*, article *Actes humains.*

que tout est bien qui est ordonné par le sacerdoce, que tout est mal qui est défendu par lui.

Mais la théologie va plus loin. L'acte en lui-même peut sembler transgresser toutes les lois naturelles, être en opposition avec toute conscience humaine et rester encore méritoire. Laissons parler la même autorité :

« Toute action *in individuo* a une fin qui la spécifie; elle est donc telle elle-même que cette fin qu'elle se propose. — Or, il ne peut y avoir de fin indifférente, car il n'y en a pas d'autre que Dieu et la créature; si l'action se propose Dieu pour fin, cette fin est bonne, et l'action par conséquent; si l'action se propose la créature pour fin, cette fin est mauvaise, car il n'est pas permis à l'homme de se proposer la créature et de s'y reposer comme dans sa fin » (1). — Conclusion : La fin justifie les moyens.

Quelle morale! se dévouer à l'humanité, l'assister dans ses besoins, la soigner dans ses maux, l'éclairer dans ses erreurs. Crime que tout cela; la fin est mauvaise. — Se macérer le corps, s'annihiler l'intelligence, prêcher la guerre de nations à nations, élever des bûchers sans nombre où viennent mourir pêle-mêle hallucinés et libres penseurs, sorciers et hérétiques, méritoires et dignes actions : Dieu est le but.

O Castelneau, Dominique Torquemada, vous fûtes des hommes grands et justes; grands jusqu'au dévouement et à l'oubli de votre gloire et de vous-mêmes; justes jusqu'à la sainteté. Combien de bûchers élevés par vos soins! Combien de victimes innocentes sacrifiées à la vengeance d'un Dieu jaloux! Et pourtant, au milieu de ces gémissements et de ces douleurs, vous êtes restés impassibles; car vous étiez justes et forts, et la raison éternelle guidait vos bras.

(1) R. P. Richard. *loc. cit.*, article *Actes humains.*

Telle est la morale dérivant nécessairement de l'idée théologique du libre arbitre. Et qu'on ne pense pas que ce soit là un tableau de fantaisie sorti de notre cerveau. Pour prouver d'une façon irréfutable que c'est bien là la législation que devait enfanter nécessairement cette philosophie, je demande l'autorisation de citer un auteur relativement moderne, qu'on ne peut soupçonner d'ignorance ni d'inimitié pour ces doctrines, je veux parler de Joseph de Maistre.

La société, pour cet auteur, doit châtier le plus possible tous ses membres; plus elle châtie, plus elle est méritoire. « Malheur donc à la nation qui abolirait les supplices, car la dette de chaque coupable ne cessant de retomber sur la nation, celle-ci serait forcée de payer sans miséricorde et pourrait même à la fin se voir traiter comme insolvable selon la rigueur des lois (1). Aussi, pour cet auteur, le bourreau est-il le premier personnage de l'État. Après l'avoir presque déifié, après avoir été jusqu'à dire qu'il a fallu pour le créer un *fiat* spécial de la Toute-Puissance divine, il ajoute : « Et cependant, toute grandeur, toute puissance, toute subordination repose sur l'exécuteur. Il est l'horreur et le lien de l'association humaine; ôtez du monde cet agent incompréhensible, dans l'instant même l'ordre fait place au chaos, les trônes s'abîment et la société disparaît. Dieu qui est l'auteur de la souveraineté l'est donc aussi du châtiment. Il a jeté notre terre sur ces deux pôles; car Jéhovah est le maître des deux pôles, et sur eux il fait tourner le monde » (2).

Quand je songe que ces lignes étaient écrites par un comte au lendemain de la Terreur, je me dis qu'il a

(1) Joseph de Maistre. Soirées de Saint-Pétersbourg, t. I, p. 182.
(2) Ib., p. 41.

fallu une bien grande conviction pour proférer un pareil blasphème, pour professer un pareil mépris de l'humanité. La servitude et le chatiment ! voilà les deux pôles sur lesquels le Dieu du chrétien fait tourner l'humanité, voilà la base de la société pendant tout le moyen âge. Combien n'a-t-il pas fallu de force vitale pour résister à une pareille hygiène sociale !

Cette force vitale, le moyen âge l'a trouvée dans deux éléments qui, plus ou moins, n'ont cessé, activement ou passivement, de réagir contre l'élément chrétien, non sans le modifier selon le génie propre à chacun d'eux. Nous voulons parler de l'élément romain, non pas seulement les philosophes et les praticiens, mais encore la masse du peuple qui portait avec elle une puissante idée d'organisation. C'est à cet élément que les premiers chrétiens durent leur état républicain avec les charges électives, à qui le moyen âge fut redevable plus tard de ses communes et municipes, organisation qui protégea, pendant plusieurs siècles, la bourgeoisie, la fortifiant et l'instruisant pour la faire se manifester au XVIe siècle par la métaphysique. Le second élément de résistance à l'action corrosive du christianisme, c'est l'élément barbare, qui, ne comprenant guère rien aux subtilités théologiques, conserva ses lois et ses usages, et qui, par sa jeunesse, possédait une grande puissance virtuelle de développement. C'est à lui que le moyen âge dut son régime féodal, système administratif peut-être trop calomnié.

Cependant l'Eglise, toujours insinuante, confiante d'ailleurs en son origine divine, subissait tour à tour l'action de ces deux milieux, modifiée par eux, mais les modifiant bien davantage encore, parce qu'elle avait une immense puissance : *la science.*

Les quelques manuscrits qui avaient été sauvés de cet immense naufrage de l'empire romain, avaient été en effet recueillis par les prêtres chrétiens, commentés par eux, recopiés par eux, de sorte qu'en dehors d'eux tout n'était qu'ignorance et ténèbres. Aussi, le moyen âge tout entier, système féodal et système municipal, tout fut à la fin vaincu et englouti par le christianisme qui, faisant alliance avec la royauté, s'assit sur le trône à côté de cette Toute-Puissance par la grâce de Dieu.

Mais en même temps que l'Eglise gagnait de la force elle perdait de l'influence; à côté d'elle, d'autres que les clercs, les bourgeois qui, pendant la vie municipale, avaient ramassé assez de biens pour vivre dans l'oisiveté se rendirent savants à leur tour, et, comme ils n'étaient pas soumis à la hiérarchie ecclésiastique, ils prétendirent avoir le droit d'user de leur raison sans obéir aux dogmes et à la tradition. Ainsi naquit la philosophie bourgeoise, la métaphysique, qui présenta, elle aussi, sa doctrine du libre arbitre, doctrine qui nous régit aujourd'hui en visant à une orthodoxie jalouse (1).

(1) Nous n'ignorons pas qu'à côté des lois théologiques se trouvait au moyen âge un code pénal purement civil. Celui-ci était, du reste, la reproduction du premier, si ce n'est que la désobéissance au prince était punie au lieu de la désobéissance à Dieu. Il n'a donc aucune importance au point de vue purement spéculatif qui nous occupe. Au point de vue pratique, je ferai remarquer : que sur ce principe reposait la confiscation, car le roi ou le seigneur étant offensé, les biens du coupable lui revenaient de droit. — A lui aussi était attribué le patrimoine de ceux qui s'étaient suicidés. — Quoi de plus naturel ? Ils dérobaient leurs services à leurs maîtres légitimes et leur devaient une compensation. De là les supplices odieux prononcés contre les crimes qualifiés de *crimes de lèse-majesté;* de là enfin la répression violente de tout ce qui portait atteinte aux priviléges du maître ou de ses serviteurs préférés. — Monter une haquenée quand on n'était pas de race noble, porter un habit de soie ou tuer un lapin, étaient des actions punies plus sévèrement que ne le sont aujourd'hui le vol et l'escroquerie ou l'abus de confiance. (Franck, *Philosophie du droit pénal*, p. 10.)

Du reste, le droit canon était réellement le grand code moral de cette époque, car, comme dit Petrus dans son Recueil coutumier, liv. III, ch. 36: « In hoc capitulo notare potes, quod si canones sunt contrarii legibus, « canones tenendi sunt, non leges. »

II

Il est très difficile, quand on étudie l'histoire au point de vue des idées, de fixer d'une façon précise le moment où une pensée dominante s'empare des esprits ; les grands hommes appelés à les formuler, n'étant eux-mêmes que la résultante de ces idées dominantes.

Cependant, négligeant le mouvement philosophique de la réforme, comme une idée de révolte plutôt que de création, dont le but, bien loin d'être nuisible, a singulièrement préparé les voies à la métaphysique, nous pouvons mettre le berceau de cette dernière à Descartes pour la France, à Spinoza pour l'Allemagne.

Descartes, en effet, est le chef de cette philosophie française, si logique dans ses déductions, si claire dans sa phraséologie, se perpétuant par Malebranche, se transformant avec Voltaire et Rousseau au XVIIIe siècle, pour arriver au sensualisme de Condillac et d'Helvétius, et de là au matérialisme de d'Holbach et de l'Encyclopédie, pour se reconstituer dans sa spiritualité première avec les philosophes du XIXe siècle : Royer-Collard, Maine de Biran, Cousin et Jouffroy.

Spinoza, imbu de Descartes, tout en cherchant à le combattre, a introduit en Allemagne cette philosophie panthéiste et fataliste, qui admit la liberté, tout en restant plus panthéiste encore avec les monades de Leibnitz, se spiritualisa sans s'affirmer davantage avec Kant qui passa sa vie à douter (1), pour arriver au pyrrhonisme

(1) La réalité de la morale ne peut être prouvée qu'à l'aide de l'idée du libre arbitre, qui est elle-même incompréhensible ; c'est pourquoi tout être qui ne peut agir autrement que sous l'idée de liberté est censé, à cause de cela, pratiquement libre. (Welm, *Hist. de la phil. allemande*, t. I, p. 370.)

complet avec Fichte et Hegel, et de là passer au matérialisme allemand contemporain.

C'est en effet un phénomène qu'ont présenté de tout temps les principes philosophiques, de se transformer selon les époques et selon les hommes, et de tendre comme vers deux pôles : ou vers la matérialisme complet, absolu; ou vers le mysticisme religieux, voire même le catholicisme du Syllabus. C'est qu'en effet, la métaphysique n'est qu'un moyen terme, qui pose arbitrairement des bornes : d'un côté à la crédulité, de l'autre au raisonnement. Aussi, comme dit M. Paul Janet : « voyons-nous les doctrines moyennes disparaître peu à peu, noyées et entraînées dans le torrent des doctrines extrêmes; nous voyons les esprits se séparer en deux camps de plus en plus enflammés, chacun arborant les dernières conséquences de ses principes. En un mot, grâce à un coup de logique, voici venir le jour où tous les hommes qui pensent se verront réduits à la triste alternative de n'avoir à choisir qu'entre l'athéisme de Naigeon, et le catholicisme de l'Encyclique » (1).

Au milieu de toutes ces doctrines, qui depuis Descartes se sont partagé le monde philosophique, nous ne discuterons, au point de vue du libre arbitre, que les théories qui ont eu une réelle influence sur notre législation, c'est-à-dire les philosophes du XVIIIe siècle et de notre époque.

Au point de vue qui nous préoccupe, on peut dire que tous les philosophes français, sauf les matérialistes, admettent le libre arbitre d'une manière complète, absolue, sans restriction; c'est même la caractéristique gé-

(1) Revue des Deux Mondes, 15 juillet 1867.

nérale de cette philosophie. Cependant, ils diffèrent dans la mise en application; pour Descartes et Malebranche, peu affranchis encore des idées théologiques, l'homme est libre, mais il doit, s'il veut rester dans le bien, ne faire usage de cette liberté que dans les limites à lui tracées par la religion, la morale n'étant qu'un appendice de cette dernière.

Pour J.-J. Rousseau explicitement, pour la plupart des philosophes du XVIIIe siècle implicitement, les matérialistes exceptés, l'homme est libre; mais cette liberté est limitée par un contrat passé à l'origine des sociétés, par lequel chacun renonçait à une partie de sa liberté pour la sécurité de tous. Mais, ici encore, la liberté psychologique existe, le contrat lui-même la suppose. Pour les matérialistes enfin, l'homme n'est pas libre, il doit obéir fatalement à ses goûts, à ses désirs; du reste, d'après cette philosophie, l'intérêt bien entendu est la suprême morale. Enfin, les métaphysiciens contemporains, partant, comme la plupart de leurs aînés, de cette idée de liberté complète et absolue de l'être moral, en y ajoutant l'idée du devoir formulée par Kant, ont créé de toute pièce la philosophie pénale qui nous régit et qui sert de base à notre Code.

Aussi, discuterons-nous successivement les trois propositions suivantes :

1° Le droit de punir est-il le droit de légitime défense?

2° Le droit de punir dérive-t-il de l'intérêt public?

3° Le droit de punir est-il la rétribution du mal pour le mal, la juste punition d'une infraction à la loi morale ?

Ces trois modes, en effet, de concevoir le Code pénal, dérivent des diverses opinions métaphysiciennes du libre arbitre que nous avons citées ci-dessus.

La première répond aux systèmes des philosophes partisans du contrat social; car, pour eux, le droit de légitime défense, primitivement entre les mains de chaque individu, aurait, par le contrat supposé, passé entre les mains de la société.

Le deuxième n'est autre que la mise en application, par Bentham, de la théorie de l'intérêt bien entendu.

Le troisième, enfin, répond aux théories de nos spiritualistes modernes : MM. Cousin, Guizot, de Broglie et Rossi s'en sont fait les défenseurs.

Dans cette critique très-extra-médicale, et pour laquelle nous avouons n'être pas compétent, nous ne cesserons de faire de très-nombreux emprunts au savant travail de M. Ad. Franck, sur la philosophie du droit pénal, travail qui nous a fourni la division qui précède. Il suffit, en effet, à notre thèse, de montrer l'impossibilité où se trouve la méthode *à priori*, pour trouver une base logique à des lois pénales qui lui doivent le jour, et cela par des preuves tirées du propre sein du spiritualisme.

Le droit de punir est-il le droit de légitime défense? — « La nature, dit Locke, a mis chacun en droit de punir la violation de ses droits. Ceux qui les violent doivent pourtant être punis, seulement dans une mesure qui puisse empêcher qu'on ne les viole de nouveau. Les lois de la nature, ainsi que toutes les autres lois qui regardent les hommes en ce monde, seraient entièrement inutiles, si personne, dans l'état de nature, n'avait le pouvoir de les faire exécuter, de protéger et de conserver l'innocent, et de réprimer ceux qui lui font tort. » Un droit semblable ne pouvant être exercé par les individus sans passion et sans excès, il en est résulté l'état de guerre ; un contrat est intervenu, et la société entière a été chargée *de la vindicte publique* (1).

Tout ce système repose sur des hypothèses dénuées de preuves ; l'état de nature complet, comme l'entendent ces philosophes, n'a laissé aucunes traces.

Les instruments antédiluviens, seuls vestiges que nous aient laissés ces époques reculées, nous prouvent qu'il existait alors un rudiment de société assez semblable à celle que l'on rencontre chez les sauvages les plus grossiers.

Le prétendu contrat, qui aurait réuni les hommes, par lequel l'individu aurait aliéné une partie de ses droits pour la sécurité de tous, est encore une pure hypothèse ; du reste, il serait contradictoire. Car, si le droit de légitime défense était, en tant que droit, inhérent à la nature de l'individu, il n'aurait pu l'aliéner que pour lui-même, mais non pour les générations qui lui auraient

(1) Locke, Essai sur les gouvernements, cité par Franck, Philosophie du droit pénal, p. 33.

succédé. Enfin est-il bien vrai que la société, tenant le coupable faible et garrotté entre ses mains, ne fasse encore que se défendre, alors qu'elle le livre au bourreau, ne serait-il pas plus juste de dire qu'elle se venge? Et si la vengeance fut le plaisir des dieux, je n'ai jamais vu, dans un livre de morale ou dans ma conscience, que ce fût là un droit de l'humanité.

Le droit de punir dérive-t-il de l'intérêt public? — Comme le fait observer M. Franck, si le droit de punir dérive de l'intérêt public, on pourra indifféremment frapper l'innocent et le coupable, pourvu que la mort de l'un soit aussi utile que celle de l'autre à l'intérêt public. Car, dans les révolutions des empires, qui est juge de l'intérêt public? C'est la faction dominante, celle que le hasard de la guerre ou de la naissance a portée au pouvoir. Tel a été le prétexte de toutes les proscriptions, de tous les crimes commis par le despotisme et la passion. « Mais les iniquités ne sont-elles donc possibles que dans l'ordre politique? Rien n'empêche qu'elles se produisent dans l'ordre purement civil. Voici un homme qu'une foule fanatique poursuit d'une accusation infâme; elle le déclare convaincu d'avoir tué son propre fils; elle demande à grands cris sa mort par le plus horrible des supplices. Cet homme est innocent, il est vrai; mais la foule le croit coupable, et, si vous refusez d'obéir à ses clameurs, vous la laisserez persuadée qu'un forfait inouï est resté sans châtiment. N'est-il pas plus utile de le faire mourir que de le laisser vivre? Et vous étendrez sur la roue le malheureux Calas, la conscience aussi tranquille ou du moins aussi en règle avec votre système, que si vous veniez d'écraser sous vos pieds quelque insecte dangereux. » Et, plus loin, M. Franck ajoute : « Il n'y a pas une mesure si infâme, une loi si dégradante, une tyrannie si odieuse, une dictature si impitoyable, qui n'ait invoqué cette formule infernale, également propre à opprimer et à corrompre les nations » (1).

Ces paroles n'ont rien d'exagéré. C'est bien là le résultat de cette doctrine ; mais nous pourrions dire que c'est là le résultat de la métaphysique en général, car, comme nous l'avons dit, le matérialisme est l'aboutissant fatal de la méthode *a priori*, si l'on veut déduire en acceptant toutes les conséquences des principes (2).

Le droit de punir est-il la rétribution du mal pour le mal, et la juste punition d'une infraction à la loi morale ?

Fonder le droit de punir sur la rétribution du mal par le mal, telle est la prétention des philosophes spiritualistes du XIXe siècle.

« La justice, voilà le fondement véritable de la peine ; l'utilité personnelle et sociale n'en est que la conséquence. C'est un fait incontestable, qu'à la suite de tout acte injuste, l'homme pense, et ne peut pas ne pas penser qu'il a démérité » (3).

Dans cette théorie de M. Cousin, la société ne peut punir que parce qu'elle le doit; le droit dérive du de-

(1) Franck, Philosophie du droit pénal, p. 24.

(2) Auguste Comte fait remarquer, t. III, p. 552, que la théorie émise par Helvétius, sur l'égalité primitive des intelligences et l'égoïsme comme seul mobile des actions, découle forcément des théories métaphysiques dont Descartes est le père.

(3) Cousin, Préface de Gorgias, cité par Franck, Philosophie du droit pénal, p. 78.

voir. « Mais, comme le dit M. Franck, il s'agit de savoir, non-seulement si le crime mérite d'être puni, » ce qui pour M. Franck semble incontestable; « mais encore si la punition peut être infligée par la société, et dans quelle mesure, dans quelle sphère, à quel titre, la société est admise à l'exercice de ce droit. » Et il ajoute quelques lignes plus loin :

« Nous ignorons en quoi consiste l'harmonie des récompenses et de la vertu, des châtiments et du crime, et nous ne savons pas davantage s'il est en notre pouvoir de l'établir ici-bas, ou pour mieux dire, nous sommes sûr que ce pouvoir n'appartient pas à l'homme. »

Pour M. de Broglie, la punition est un fait mixte, qui tient à la fois de l'expiation et du droit de légitime défense.

Nous avons, dans un précédent paragraphe, fait justice du prétendu droit de légitime défense. Comme base de la philosophie pénale, il nous reste à parler de l'expiation. Cette idée, passée des mystiques aux philosophes métaphysiciens, prouve une fois de plus l'impersonnalité de leur philosophie, son manque d'originalité, son caractère transitoire entre le théologisme et la science.

Que le principe d'expiation, pris d'une façon générale et scientifique, c'est-à-dire que tout acte, en tant que cause, entraîne à sa suite des actes contingents ou des faits en rapport avec la nature de l'acte primitif, ceci est une chose évidente, que prouve l'expérience journalière. Mais que la société ait le droit et le devoir d'intervenir, pour déterminer les conséquences de l'acte

(1) Franck, loc. cit., p. 80.

primitif, souvent peut-être pour lui enlever sa véritable portée, c'est ce qu'un esprit philosophique n'oserait affirmer, en songeant surtout aux terribles conséquences qu'un logicien rigoureux peut tirer de cette théorie. Si c'est au nom de l'expiation, en effet, que la société inflige les supplices, le coupable n'a que tout intérêt à voir ces supplices infligés le plus tôt possible, n'a-t-il pas tout avantage à expier son crime? Aussi Joseph de Maistre dit avec raison, au nom de cette théorie : « Le mal étant sur la terre, il agit constamment, et par une conséquence nécessaire il doit être constamment réprimé par le châtiment. Le glaive de la justice n'a point de fourreau, toujours il doit menacer ou frapper. Qu'est-ce donc qu'on veut dire lorsqu'on se plaint de l'impunité du crime? Pour qui sont les knouts, les gibets et les bûchers (1)? »

Nous ne parlerons pas de la filiation instituée par M. de Broglie, pour le droit de punir, passant de Dieu au père de famille, et du père de famille au chef de l'État.

Il nous serait pénible de reprocher à M. de Broglie d'avoir affirmé, pour être conséquent avec lui-même, le droit que possède le mari d'infliger une punition à sa femme. Nous ajouterons, en passant, que beaucoup de pères se croient le droit de châtier leurs enfants, alors qu'ils n'ont que le devoir de les diriger dans les premiers essais qu'ils font de leurs organes, et de tous les instincts de leur être. Ces deux façons d'envisager l'éducation ne se ressemblent guère ; et c'est un progrès, qu'une observation journalière nous montre, que la première faisant place à la seconde dans toutes les classes émancipées de la société.

(1) Joseph de Maistre, loc. cit., t. I, p. 42.

Nous ne pousserons pas plus loin cette critique des systèmes de philosophie du droit pénal; aussi bien, n'est-ce là qu'un incident dans le travail que nous avons l'honneur de soumettre à nos juges. Nous répéterons, cependant, que ces derniers systèmes des philosophes contemporains reposent essentiellement sur la liberté humaine, absolue et complète, en y ajoutant l'idée du devoir inné dans tous les hommes, dont le droit de punir est la réalisation immédiate, un *impératif catégorique*, c'est-à-dire, un ordre absolu donné par la raison à la volonté humaine (1).

Ici se termine l'historique de la question qui nous occupe. On voit clairement quel a été notre but en écrivant ce trop long prolégomène.

Nous avons voulu montrer que la théorie du libre arbitre du christianisme avait été infructueuse pour la création d'une loi morale, selon les idées de justice possédées par tous au degré de civilisation où nous nous trouvons ; qu'après la révolution faite au nom de la métaphysique contre le théologisme, l'humanité est encore à chercher la base philosophique de son code pénal. Que ballottée de système en système, elle n'a construit que des lois empiriques, se demandant encore, après plus d'un demi-siècle d'essais infructueux, si, lorsqu'elle envoie un homme à l'échafaud, elle exerce un droit, accomplit un devoir, ou commet un crime plus grand, plus inexcusable que celui du condamné.

La cause de ce vague dans le système métaphysicien, c'est que tout criterium de certitude fait défaut; c'est

(1) Kant, Principes métaphysiques du droit, 2e partie, sect. 1, § 49.

que nulle autorité en dehors de la raison humaine n'y étant possible, cette raison n'étant elle-même que « l'en« semble des facultés par lesquelles l'homme perçoit, « reconnaît, démontre le vrai » (1), l'ensemble de ces facultés étant variables selon les individus comme les organismes eux-mêmes, il en résulte une diversité d'opinions selon les époques, selon les races et selon les personnes. Cette diversité est d'autant plus grande, que le métaphysicien ne tient compte que d'un seul élément dans la construction de ses théories, l'élément subjectif, ou du moins qu'il donne à cet élément la plus grande place, écartant, autant que faire se peut, l'élément objectif, qui seul pourrait, par son indépendance de l'état organique individuel, établir une plus grande équivalence dans le rapport de l'idée à la réalité.

Nous ferons observer ici que tous les grands philosophes métaphysiciens, Descartes, Pascal, Spinoza, Leibnitz et Kant étaient mathématiciens. C'est-à-dire qu'ils avaient cultivé exclusivement une science simple, où l'élément objectif ou expérimental tient une petite place, et où, vu la généralité des phénomènes, le petit nombre des causes qui les régissent, la loi est facilement trouvée, dont les déductions sont facilement obtenues. Nous ajouterons que tous les commentateurs et continuateurs de ces hommes de génie : Malebranche, Cousin, Maine de Biran, etc., étaient des hommes de lettres, des penseurs, n'ayant jamais travaillé que subjectivement d'après les données expérimentales très-restreintes de leurs devanciers; qu'il a dû en résulter fatalement des erreurs considérables, lorsque les déductions ont porté

(1) Littré et Robin, Dict. de méd., art. Raison.

sur les sciences complexes : biologie et sociologie. — Erreurs, que la méthode scientifique, qui, elle, ne marche qu'avec l'observation et l'expérimentation, doit pouvoir dissiper. — De même que la physique a secoué le joug de la méthode *a priori*, la biologie et la sociologie ne doivent plus reconnaître d'autre criterium que l'expérience. C'est la gloire d'Auguste Comte, d'avoir introduit cette méthode dans les sciences anthropologiques et sociales.

Aussi allons-nous rechercher dans la troisième partie de ce travail comment la science expérimentale comprend le libre arbitre et la responsabilité morale et judiciaire, nous basant sur les plus récents travaux de physiologie cérébrale et de médecine mentale pour en présenter la théorie scientifique.

III

Nous voici arrivé à la partie la plus périlleuse de notre tâche. Après avoir, en effet, renversé, ou du moins cherché à renverser les diverses théories métaphysiques du libre arbitre, nous sentons combien sont incomplètes nos connaissances pour donner, au nom de la science, une solution à cette grave question. Mais dussent les Jean Bodin du XIXe siecle nous envoyer avec mépris à l'hypostase des urines, nous répondre par Platon et Aristote, par la loi des Douzes Tables et par Justinien, nous n'en persisterions pas moins à croire que cette grave question du libre arbitre est tout entière une question de physiologie cérébrale, et comme telle du domaine de la médecine.

Lorsque la matière, par on ne sait quelle transformation atomique, passe de l'état brut à l'état organisé, elle devient apte à manifester de nouvelles propriétés, dites propriétés vitales, aussi inconnues dans leur essence que l'électricité et la chaleur (1). Tout ce que nous pouvons en connaître, en nous bornant à la méthode expérimentale, ce sont les phénomènes. Aller plus loin, c'est changer de méthode et faire de la métaphysique.

Tout organisme est un composé plus ou moins complexe d'éléments primordiaux, dits éléments anatomiques, qui jouissent de propriétés différentes, selon leur

(1) L'essence des choses doit nous rester toujours ignorée ; nous ne pouvons connaître que les relations de ces choses, non les choses cachées, et les phénomènes sont non pas la manifestation de cette essence cachée, mais seulement la relation des choses entre elles. (Claude Bernard, Intr. à la méd. exp., p. 114.)

nature. De l'enchevêtrement de ces éléments naissent les organes ; de la résultante de leurs propriétés naissent les fonctions. « Mais, si l'idée de vie est réellement « inséparable de celle d'organisation, l'une et l'autre « ne sauraient s'isoler davantage de celle d'un milieu « spécial en relation déterminée avec elles. Il en ré- « sulte un troisième aspect élémentaire, les milieux « organiques, qui, s'ils modifient les organismes, d'après « la loi universelle de l'équivalence entre l'action et la « réaction, sont à leur tour modifiés par eux » (1). — Le rapport d'un organisme avec le milieu ambiant, c'est ce que les naturalistes appellent : ses mœurs, sa vie.

Or, de cette loi d'équivalence entre l'action du milieu et la réaction de l'organisme, il résulte la non-liberté de ce dernier, son automatisme, la nécessité de ses actes comme dérivant directement et de l'état du milieu et de l'état organique.

Mais si cette loi reste sans conteste, alors qu'elle régit les organismes inférieurs, lorsqu'il s'agit de l'homme, on ne l'accepte plus qu'avec répugnance, ou plutôt, jugeant après une trop légère observation des faits, elle semble contradictoire à notre raison.

Comme, d'ailleurs, c'est par les organes de relation que l'homme agit sur le milieu ambiant, qu'il le modifie et le conserve propre à son existence ; que de ces organes de relation, il n'y a de primordialement actif que le système nerveux cérébro-spinal, en étudiant la physiologie de cet appareil, nous aurons en fonction des activités de l'homme, l'expression de sa liberté.

(1) A. Comte, Cours de philosophie positive, t. III, p. 210.

D'après les travaux micrographiques de Stilenz, Schereder, Charles Robin, Virchow, Clarc et Luys, il est prouvé actuellement que le système nerveux, dans son ensemble, est composé d'un très-grand nombre d'éléments invisibles à l'œil nu, mais parfaitement autonomes et facilement perçus avec un grossissement de 200 à 400 diamètres. Ces éléments, les uns tubuleux, les autres celluleux, forment la base de la substance des nerfs, de la moelle et des organes intra-crâniens (cerveau, cervelet, protubérance, etc.).

Les tubes nerveux constituent à eux seuls la substance blanche des nerfs moteurs et sensitifs, et celle de l'axe cérébro-spinal ; les uns (tubes des nerfs sensitifs) sont chargés de transmettre à la moelle et au cerveau les impressions recueillies à la périphérie et dans la profondeur des viscères ; les autres (tubes des nerfs moteurs) ont une mission inverse. Ils communiquent aux muscles de la vie animale et de la vie végétative les incitations volontaires ou réflexes élaborées dans le cerveau, dans la moelle et dans les ganglions du grand sympathique.

Les cellules ont des propriétés plus importantes encore. Ce sont elles qui élaborent spontanément, sous l'influence de la nutrition et des incitations de toute nature, soit externes, soit internes, l'influx nerveux qui donne naissance à tous les actes moteurs et intellectuels. On les trouve en très-grand nombre dans la substance grise ou gélatineuse du cerveau, du cervelet, de la moelle et des ganglions. Il y en a encore à l'extrémité périphérique des nerfs (corpuscules du tact, plaques nerveuses terminales des nerfs moteurs).

Ces cellules offrent des caractères différents d'une

région à l'autre et souvent dans une même région du système nerveux. La plupart sont uni, bi, tri, quadripolaires, et chacun des pôles est muni d'un *tube nerveux*, dont le cylindre-axe (partie médiane du tube) fait suite au noyau de la cellule, et va s'aboucher dans une cellule voisine ou éloignée, tandis que la paroi de la cellule elle-même se continue avec la paroi du tube nerveux (1).

Ces diverses variétés de cellules nerveuses forment des réseaux multiples dans le cerveau et dans la moelle, et chacune d'elles est reliée à une ou plusieurs congénères par les tubes nerveux.

Or, d'après M. Luys, les fibres nerveuses se divisent en fibres afférentes ou sensitives, et en fibres efférentes ou motrices. Les premières (fibres afférentes) pénètrent à leur sortie du plexus dans les ganglions annexés aux racines postérieures, puis elles se divisent en trois groupes.

Un premier groupe, désigné par M. Luys sous le nom de fibres *ganglio-cérébrales*, traverse directement les ganglions, s'accole aux parties latérales de l'axe, et va se rendre dans la couche optique après entre-croisement. Ce sont là les fibres *sensitives proprement dites*, celles qui apportent au cerveau les impressions sensorielles et périphériques destinées à être perçues (impressions conscientes).

Un second groupe, après avoir pénétré dans les ganglions, s'abouche avec les cellules multipolaires qui y sont contenues, pour se plonger ensuite dans la substance gélatineuse de Rolando, au milieu des cellules

(1) Luys, Recherches sur le système nerveux cérébro-spinal, p. 14.

gélatineuses de l'axe. Ces fibres s'arrêtent au lieu de leur immersion dans la moelle. Ce sont les fibres *ganglio-pinales vaso-motrices* chargées de transmettre aux centres médullaires les impressions réflexes et inconscientes.

Enfin un troisième ordre de fibres, parti des plexus du grand sympathique, traverse les ganglions, en se mettant, comme les précédents, en connexion avec les cellules ganglionnaires. Puis les fibres pénètrent dans l'axe, où elles s'abouchent avec les cellules multipolaires de la moelle situées le long du canal central. Ce sont les fibres *ganglio-spinales vaso-motrices*, que l'on pourrait appeler aussi *fibres végétatives*, parce qu'elles sont destinées à transmettre les excitations réflexes viscérales nutritives.

Les fibres efférentes se divisent aussi en trois ordres, qui correspondent aux trois ordres de fibres afférentes. Elles occupent toute la région antéro-latérale de l'axe. Les premières partent du corps strié, et descendent dans la moelle, où elles forment des faisceaux parallèles (faisceaux blancs antérieurs de la moelle) qui vont se jeter dans les racines antérieures et de là dans les plexus. Ce sont les fibres proprement dites, celles qui mettent en jeu la contractilité musculaire des fibres de la vie animale.

Les secondes partent de l'amas de substance grise qui constitue les cornes antérieures de la moelle, et, grâce à leurs connexions avec les cellules de cette région, elles vont porter dans les muscles de la vie animale les mouvements réflexes ou inconscients.

Les troisièmes, enfin, émergent des mêmes cellules par des points différents, et vont susciter dans la tunique musculeuse des vaisseaux et dans les fibres cellulaires des viscères, les actes réflexes viscéraux et vasomoteurs.

Ajoutons, à cette succincte description anatomique, les fibres *convergentes supérieures* qui réunissent les cellules des circonvolutions aux noyaux de substance grise de la couche optique et du corps strié, celles qui, venant du cervelet, se rendent directement au corps strié en traversant la protubérance, enfin les fibres appelées par Gratiolet fibres *commissurantes intercorticales*, qui relient les unes aux autres les cellules des circonvolutions, et nous aurons, je l'espère, une suffisante idée de l'appareil conducteur des impressions et des mouvements pour comprendre les données physiologiques qui doivent nous servir de guide dans notre opinion sur le libre arbitre.

Les tubes ont pour toute propriété de servir de conducteurs aux sensations périphériques et aux excitations centrales.

Leur véritable rôle est de pouvoir vibrer à l'unisson des cellules et de pouvoir communiquer ces vibrations à des cellules plus éloignées. Il résulte, en effet, des expériences de M. Vulpian que les nerfs moteurs et les nerfs sensitifs peuvent être soudés les uns aux autres, et conduire indifféremment les impressions sensibles ou excito-motrices.

Toutes les cellules nerveuses jouissent de propriétés actives, dont les unes sont communes à toutes les cellules nerveuses, les autres particulières à chaque région.

La propriété qui leur est commune, c'est l'aptitude remarquable, en vertu de laquelle, loin de borner son rôle à une action métabolique restant locale, la cellule rayonne à distance, et transporte au loin l'influence de son activité.

« Véritable couple électro-dynamique, l'appareil nerveux ainsi réduit à sa plus simple expression, engendre lui-même la force qu'il transmet à distance ; il la conduit, la reçoit et la transforme, comme ces admirables systèmes de transmission électrique dont la science contemporaine a doté notre génération, et qui représentent, dans l'appareil générateur d'électricité, la cellule d'émission ; dans le fil interposé, la fibre nerveuse ; et, dans la cellule active à l'autre extrémité de la fibre, l'appareil *récepteur*, destiné à enregistrer et à traduire sous une forme nouvelle l'incitation du départ » (1).

Envisagées dans les différents départements du système nerveux, les cellules diffèrent par leur mode d'activité :

Les cellules de la substance grise de l'axe emmagasinent sans cesse les éléments de leur activité et se mettent en jeu lorsqu'elles y sont invitées soit par une incitation venue de la périphérie (mouvements réflexes), soit par un appel venu du centre (mouvements volontaires).

Tandis que les cellules de la substance grise du cervelet sont pour tout l'axe et pour les corps striés, comme une source d'innervation constante, comme l'appareil dispensateur universel de cette force nerveuse spéciale (sthénique), qui se dépense à quelques points que ce soit de l'économie, chaque fois qu'un effet moteur volontaire ou involontaire est produit ; les cellules cérébrales, non-seulement participent aux propriétés dynamiques des cellules spinales et du cervelet, mais encore

(1) Luys, loc. cit., p. 207.

elles jouissent d'une autre propriété, que M. Luys a comparée à la phosphorescence, c'est de pouvoir conserver l'impression des agents externes qui ont agi sur elles, et de persister pendant un temps plus ou moins long dans un état où elles ont été artificiellement placées.

Il résulte de ce que nous avons dit sur la distribution des fibres nerveuses, que trois ordres d'incitations périphériques arrivent aux cellules nerveuses centrales. Les premières, qui arrivent aux cellules des couches optiques et qui produisent les sensations conscientes, origines des mouvements volontaires; les deuxièmes, qui s'arrêtent aux cellules de la substance gélatineuse de Rolando, qui produisent les mouvements réflexes ; les troisièmes enfin, qui, parties des viscères, arrivent aux cellules centrales de la moelle situées autour du canal, et par la communication de ces cellules entre elles, ou comme le veut Schiff par la prolongation des fibres (1), jusqu'au dépôt de substance grise qui tapisse les parois interne et inférieure des couches optiques.

C'est là le centre de ces sensations internes, qui perçues à l'état normal, deviennent si impérieuses dans certains états morbides.

On voit, d'après cette courte description anatomique, que deux ordres d'impressions arrivent aux cellules des couches optiques, comme vers une sorte de *sensorium commune*. Ces cellules agissent par l'intermédiaire des fibres convergentes supérieures, communiquent l'im-

(1) Les expériences de Schiff le portent à admettre que les nerfs vasculaires du foie et de l'estomac parcourent le bulbe pour se terminer plus haut, une partie d'entre eux, dit-il, pour se rendre à la couche optique. (Luys, loc. cit., p. 341 en note.)

pression venue des sens ou des viscères aux cellules corticales, et ces dernières, par leur action métabolique, transforment ces impressions en idées (1).

Mais, de même que chaque espèce de fibres afférentes se rend à un compartiment particulier des couches optiques, de façon que certains groupes de cellules de cet organe soient affectés aux perceptions du toucher, d'autres aux perceptions de la vue, etc. ; les cellules optiques communiquent à leur tour avec des divisions déterminées des cellules corticales, en sorte que la localisation des fonctions génératrices des idées est actuellement un fait acquis à la science, aussi bien pour les couches corticales que pour les couches optiques. Et, si la physiologie avait encore des doutes, ils devraient disparaître devant les démonstrations de la pathologie.

On sait, en effet, depuis les savantes études de MM. Bouillaud, Broca et Trousseau sur l'aphasie, que les malades chez lesquels il leur a été donné d'observer cette affection, ne pouvant prononcer que quelques mots, souvent pas du tout, ou seulement des syllabes sans rapport avec la question, n'avaient aucune lésion de l'intelligence générale, ni paralysie de la langue ou du larynx, mais que seulement ils avaient perdu la faculté du langage, par suite de l'altération avec destruction de la substance nerveuse de la troisième circonvolution frontale. D'autre part, M. Luys donne une ob-

(1) On est porté à admettre, dit M. Luys, p. 437, que les fibres corticostriées pourraient bien transmettre aux centres perceptifs (périphérie corticale) la notion du degré auquel la tension de l'innervation cérébelleuse est arrivée au sein des deux corps striés, et lui fournir ainsi l'appréciation récurrente de la quantité d'influx moteur sthénique, dont il peut disposer pour l'accomplissement des actes volontaires qu'il va provoquer.

servation très-détaillée d'un fongus hématode, qui occupait exclusivement le tissu des deux couches optiques, et qui successivement amena l'abolition de toutes les perceptions sensorielles. Les nombreuses observations d'hémiplégie, et surtout de trouble ou perte de la vue, par une lésion (foyer purulent, ramollissement ou tumeur) de la couche optique, sont assez nombreuses pour qu'on ne puisse plus douter qu'à la destruction partielle de cet organe correspond l'abolition d'un ou plusieurs sens. D'autres fois des lésions de cet organe produisent des hallucinations de l'un ou de plusieurs sens, voire même de l'hypochondrie, qui n'est du reste qu'une hallucination de la sensibilité viscérale.

Or la substance corticale n'étant que l'agglomération d'un nombre infini de cellules, distinctes il est vrai, mais rendues solidaires entre elles, doit être ébranlée à tout instant du jour, par l'arrivée incessante des impressions sensorielles, qui sont irradiées des divers centres de la couche optique, comme d'autant de foyers d'incitation continue. Ces ébranlements successifs de cellules à cellules se font de proche en proche, de sorte qu'une certaine classe de cellules corticales, ébranlée par ses congénères des centres optiques, peut aller mettre en mouvement des cellules très-éloignées et former par contre des idées différentes de celles que la sensation aurait provoquées si le mouvement était resté local.

Du reste, cette propagation du mouvement ne se fait pas au hasard : ou bien elle reste bornée aux cellules voisines et produisant des idées semblables; ou si elle va au loin, elle y est portée par un état particulier d'éréthisme des cellules en dernier provoquées, éréthisme conséquence lui-même d'une incitation ou récente, ou longtemps prolongée de ces cellules.

Tout le monde a pu observer qu'après s'être occupé longtemps d'une question, après y avoir porté toute son attention, les diverses impressions, même d'un ordre tout différent, semblent comme naturellement apporter de nouveaux éléments au sujet de ces méditations. Le même phénomène se passe dans la monomanie. Cette affection, le plus souvent résultat d'une hallucination, et dans sa forme bénigne, d'un travail trop concentré dans un ordre d'idée restreint, est, dans tous les cas, caractérisée par un éréthisme exagéré d'une certaine classe de cellules corticales, de sorte que toutes les autres impressions, quoique arrivant normalement aux cellules de la pensée, semblent se condenser dans les cellules malades, ce qui fait dire d'un monomaniaque : il en revient toujours à son idée.

Mais, outre cette propriété de la cellule cérébrale de se mettre en mouvement et d'y mettre une cellule plus ou moins éloignée, à laquelle elle est réunie, il en est une autre que nous avons comparée à la phosphorescence, et qui consiste à conserver pendant un temps illimité l'impression des vibrations dont elle a été ébranlée. Cette propriété, cause première de la mémoire et de l'imagination, permet, à l'occasion d'une impression sensorielle, de reproduire l'idée conséquence d'une impression sensorielle antérieure.

« Dès qu'une cellule cérébrale a été surexcitée par une impression cérébrale quelconque, cette impression *l'imprègne et la modifie* d'une façon toute spécifique, et cet état nouveau dans lequel elle a été placée, peut être de nouveau provoqué, soit par la réapparition de la cause excitative primitive, soit par l'incitation médiate et détournée de cellules ambiantes avec laquelle la cellule première est en connexion » (1).

Cette résurrection des impressions passées s'appelle souvenir, et la propriété cérébrale en vertu de laquelle chaque cellule cérébrale est apte à susciter de pareilles réactions, est désignée sous la dénomination de mémoire.

Toute impression laisse sa trace, même alors que normalement cette trace ne peut être reproduite à la suite d'une autre impression. Il est des cas pathologiques où cette impression fugitive, que tous croyaient effacée, se reproduit avec intensité. Dans son traité des nerfs et de leurs maladies, Tissot rapporte le fait de deux jeunes gens qui, à mesure que leur santé se détruisait, se trouvèrent pleins de connaissances qui leur semblaient étrangères (2), et d'une jeune fille âgée de 24 ans, qui, sujette à des convulsions, se trouvait quelquefois prise de crises où elle faisait un discours en prose et en vers, et quelquefois même parlait latin. Tissot ajoute : « Tous ces faits, et tous les autres de cette espèce qu'on pourra citer à l'avenir, ne tiennent ni au miracle, ni à la magie. La simple disposition du sensorium changé par la maladie opère tous ces effets. Des impressions reçues précédemment, mais faibles et incapables d'opérer aucun effet sur un sensorium peu mobile, acquièrent une nouvelle force parce qu'il acquiert une organisation plus exquise, plus facile, mieux jouante. Comme tel poids

(1) Luys, loc. cit., p. 364.

(2) Érasme vit un Italien, dans l'accès d'une maladie, parler l'allemand qu'il ne connaissait pas, mais que probablement il avait entendu parler quelquefois.

qui ne causait aucun inconvénient pendant qu'il était attaché à une machine rouillée, lui donne la plus grande action dès qu'elle est repolie. Tout ce que les jeunes gens (dont il est parlé plus haut) avaient entendu dans le cours de leur éducation, souvent très-soignée, n'avait pas fait une impression assez forte pour leur être resté présent ; mais par le changement arrivé dans leur organisation, ces légers vestiges se trouvent plus efficaces, et ils opèrent les plus grands effets » (1).

Si l'on songe actuellement aux innombrables incitations perçues par les cellules nerveuses depuis le jour de la naissance, par la voie des sens et par la voie des organes, on comprendra les nombreuses modifications apportées à leur état primitif, par conséquent, à leur puissance de transformation de l'impression en idée. Mais ce fait de groupement dans les modifications successives de l'état dynamique des cellules corticales, à l'occasion d'une impression sensorielle, cet entraînement à une vibration harmonique des cellules déjà impressionnées d'une façon analogue, constituent la manière d'être matérielle, dont la manifestation est connue en psychologie, sous le nom d'association d'idées. Or, comme acte ultime, un groupe de cellules, ou mieux disposé par son état dynamique antérieur, ou plus vivement impressionné par l'excitation occasionnelle, restera ou deviendra comme le centre vibratoire, et par lui seront mises en mouvement, avec l'aide des fibres convergentes supérieures, les cellules congénères du corps strié, et par la mise en activité de ces dernières, se produiront les mouvements volontaires des

(1) Tissot, Traité des nerfs, ch. 2, art. 1er.

organes de relation, mouvements rendus possibles par l'influx nerveux arrivant sans cesse du cervelet dans le corps strié, et peut-être même appelés par cet influx nerveux, dont l'accumulation influencerait par action récurrente les cellules corticales (1). Ce sont là les manières d'être matérielles et intimes du jugement, fait ultime de l'association d'idées et de la volonté, conséquence du jugement.

Il est évident que ces divers mouvements de cellules constituant, à proprement dire, l'*idée*, le *jugement* et la *volonté*, dérivent de deux éléments principaux : l'impression sensorielle, et l'état de la cellule avant l'impression. C'est ce que la philosophie allemande a parfaitement défini par une autre méthode, lorsqu'elle dit : que dans l'idée il y a deux éléments nécessaires, l'élément objectif, qui n'est autre chose que l'impression ; et l'élément subjectif, qui n'est que l'état de la cellule cérébrale au moment de l'arrivée de l'impression.

Or, cet état particulier de la cellule au moment de l'impression est lui-même un fait complexe qui tient, si nous ne nous trompons, à trois causes :

1° L'état primitif ou congénital de la cellule ;

2° Les modifications apportées à cet état de la cellule par les impressions viscérales normales ou pathologiques;

3° Les modifications apportées par les impressions sensorielles externes.

(1) De l'activité plus ou moins grande de cet influx nerveux résulte l'activité et la hardiesse, de l'insuffisance, la pusillanimité excessive, la timidité. (Luys, loc. cit.)

§ I.

DE L'ÉTAT PRIMITIF OU CONGÉNITAL DE LA CELLULE.

Que les hommes apportent en naissant des prédispositions à diriger leurs actes dans un sens plutôt que dans l'autre, les mêmes impressions étant reçues, que par ces prédispositions congénitales l'homme modifie son milieu, ou le choisisse en harmonie avec ses prédispositions natives, autant que les actions extérieures le lui permettent, c'est ce dont personne ne doute. Aussi, physiologistes et psychologistes sont-ils généralement d'accord sur ce sujet. C'est à Kant, en philosophie, et à Gall, en physiologie, que l'humanité est redevable de cette féconde notion (1).

Mais Gall et Kant manquaient tous les deux des éléments nécessaires pour préciser scientifiquement la grande idée qu'ils introduisaient dans le monde. Laissant la théorie toute métaphysique de Kant, nous voyons que Gall trouve dans l'observation des caractères, des habitudes, des mœurs, des penchants et des déterminations des animaux et de l'homme, les arguments les plus concluants en faveur de sa thèse. Écoutons-le parler : « Si, de là, on passe aux animaux, que l'on réfléchisse à leurs instincts et à leurs aptitudes industrielles, il

(1) L'esprit, dit Kant, ne pourrait connaître s'il n'était doué naturellement de certaines facultés qui constituent son aptitude à ces connaissances. Ces facultés sont en lui *à priori*, c'est-à-dire antérieurement aux occasions extérieures qui déterminent leur exercice............ La sensation fournit seulement la matière, mais il y a en nous des intuitions, des notions pures, et, *à priori*, primitives et originaires. (Histoire comparée des systèmes de philosophie, t. II, p. 204, 207.)

n'est pas moins évident que ces qualités sont innées chez eux, et qu'elles dépendent de leur organisation. » Et, après une peinture de tous les instincts des animaux, il ajoute : « A la même cause, sont dus les sentiments et les mouvements que nous avons coutume de désigner par le terme d'affection.

La satisfaction et le mécontentement, le plaisir et la douleur, le désir, le chagrin, la cruauté, la honte, etc., sont autant d'états de l'âme, que l'animal et l'homme ne déterminent pas, mais que l'un et l'autre ressentent avant d'y avoir songé. Ces sentiments naissent d'après les dispositions naturelles de l'animal et de l'homme, sans aucun concours de leur volonté; et ils sont la première fois aussi décidés, aussi forts, aussi vifs, qu'après avoir été souvent répétés. Tout ce qui se passe dans cette occasion est un arrangement produit par la nature, et calculé sur le monde extérieur, pour la conservation de l'animal et de l'homme, sans qu'il y ait conscience, réflexion, ni participation active de l'individu. L'animal et l'homme sont organisés pour la colère, la passion, le chagrin, la frayeur, la jalousie, etc., parce qu'il y a des choses et des événements qui, d'après leur nature, doivent être redoutés ou désirés, aimés ou détestés » (1).

La théorie de Gall, à part la localisation qui, du reste, n'est pas restée dans la science, n'est pas complétement originale ; Georges Leroy et Bonnet, ce dernier surtout dans sa Palingénésie philosophique, avaient émis des idées analogues (2).

(1) Gall, Phys. du cerveau, p. 9.

(2) « J'ai donc supposé, dit Bonnet, que chaque espèce de fibres sensibles a été originairement construite sur des rapports déterminés à la

Du reste, en identifiant complétement les facultés morales de l'homme aux instincts de l'animal, Gall semble oublier un grand fait qui domine pour ainsi dire toute la physiologie cérébrale de l'humanité. Je veux parler de *la perfectibilité intellectuelle de l'espèce*, qui est à peu de chose près l'apanage de l'homme, qui n'est du moins facilement observable que chez lui (1).

De cette faculté de notre organe cérébral résultent les grandes différences psychiques entre les hommes et les nations, selon les époques et selon les lieux. Déterminer les diverses causes qui modifient ainsi l'état intellectuel des cerveaux humains, les divers degrés par lesquels ce cerveau humain a dû passer pour arriver à un état de civilisation donné : tel est l'immense travail nécessaire pour déterminer scientifiquement l'état congénital de la cellule humaine de la moyenne des hommes à une époque donnée, et, par conséquent, les facultés morales que cette moyenne possède ; sans oublier de rechercher dans les causes accidentelles ou héréditaires, personnelles ou sociales, l'origine des cerveaux moralement ou intellectuellement anormaux ; anomalies, qui pourraient peut-être aussi reconnaître pour cause une sorte d'atavisme intellectuel et moral. Car, de même que dans notre race orthognathe, nous voyons de loin en loin, par atavisme, naître des têtes prognathes, il ne serait pas étonnant que, par un phénomène vital de même ordre, il

manière d'agir de son objet ; notre cerveau a donc été organisé à ces merveilleuses opérations de notre esprit, par lesquelles il s'élève graduellement jusqu'aux idées les plus générales et les plus abstraites. »

(1) Il semble cependant qu'un commencement d'hérédité des facultés acquises par l'éducation se montre chez les animaux domestiques. Les chasseurs savent que les petits d'un chien bien dressé seront plus aptes eux-mêmes à acquérir les mêmes facultés.

naquît au XIXe siècle des hommes dont le degré de développement moral et intellectuel ne pourrait dépasser la manière d'être de l'homme à l'âge de pierre ou de bronze.

Je n'ai certes pas la prétention de faire cet immense travail qui demanderait des connaissances tellement nombreuses que peu d'hommes peuvent espérer les acquérir.

C'est par l'étude, en effet, de l'anthropologie comparée entre les diverses époques et les diverses races à une même époque, par l'étude de la linguistique à ces diverses époques et dans ces diverses races; enfin par la connaissance des mœurs, des législations, des religions dans ces divers moments et dans ces divers lieux, que l'on pourrait arriver à réunir les matériaux nécessaires pour résoudre le problème.

L'humanité y travaille et doit y travailler sans relâche; car, par la connaissance de son passé seulement, l'homme peut comprendre les puissances de ses facultés actuelles.

Quand on jette un coup d'œil sur les diverses connaissances que nous avons déjà de ce passé, qu'on voit dans les cavernes ou habitations lacustres ces ancêtres dont plus de quinze mille ans nous séparent (1), vivre dans un état inférieur à nos sauvages actuels, n'avoir pour toute préoccupation que de disputer aux

(1) Le célèbre crâne de la Nouvelle-Orléans, trouvé dans une couche profonde, au-dessous des débris de quatre forêts de cyprès gigantesques successivement enfouis dans les alluvions du Mississipi, présenta le type actuel de l'Amérique septentrionale. Tous les efforts qu'on a pu faire pour réduire l'antiquité de ce crâne n'ont pu le faire descendre au-dessous de quinze mille ans. (Broca, article *Anthropologie*, du Dictionnaire encyclopédique des sciences médicales.)

fauves la misérable nourriture nécessaire à leur existence, l'esprit humain est comme ébloui de l'immense travail opéré par l'humanité pour arriver à l'état de développement où nous la voyons aujourd'hui.

Merci donc à vous, ancêtres inconnus, dont pour tout vestige nous n'avons que des ossements épars ou des instruments grossiers recueillis pieusement par la science. Merci, vous avez, par un dur labeur, préparé le milieu où pourraient se développer vos enfants plus heureux et plus parfaits, grâce à vos soins. Saviez-vous, lorsque vous emmagasiniez dans vos cerveaux, presque vierges d'impressions, ces rudiments des connaissances apportées par vos sens, que ces connaissances ne devaient pas s'anéantir avec vous? qu'elles devaient, comme par une sorte de mémoire héréditaire, perfectionner l'organe pensant de vos arrière-neveux? Non, vous l'ignoriez; le besoin de vivre vous empêchait de penser à un lendemain toujours douteux. Mais vous l'avez fait, comme l'abeille fait son miel pour des larves dont elle n'est pas la mère, comme certains insectes préparent la nourriture des petits qu'ils ne doivent pas voir éclore. Pour nous, à qui le passé fait prévoir l'avenir, n'oublions pas que les connaissances amassées par l'individu doivent servir au perfectionnement de l'espèce; et si nous jouissons des travaux de nos pères, soyons-en dignes en les transmettant grandis à nos enfants.

Aussi le croyons-nous prouvé, l'homme naît avec des facultés, des puissances modificatrices de l'impression. Ce sont ces facultés que l'on appelle facultés morales.

Ce sont elles qui donnent les qualités déterminantes ou subjectives à l'idée. Mais, si ce que nous avons dit est, comme c'est notre croyance intime, l'expression de la vérité, ces facultés morales doivent être normalement différentes, selon les races, on ne saurait en douter; l'observation des voyageurs nous en donne des preuves incontestables. Elles ont dû être différentes selon les époques ; qui oserait le nier; l'histoire positive, qui cependant remonte à des époques relativement récentes, nous en donne des preuves irrécusables. La situation de la femme, à ces diverses époques historiques, semble être comme la mesure de ces différences de facultés morales. Elles doivent être différentes selon les nations ; l'histoire contemporaine des peuples pourrait nous en donner des preuves convaincantes. L'esprit mercantile et l'amour de la liberté individuelle, ne sont-ce pas là les deux caractéristiques des nations anglo-saxonnes? Tandis que les races latines, dont les cellules cérébrales semblent n'avoir pu perdre l'impression d'une organisation savamment despotique, acceptent la perte de cette même liberté individuelle, si chère à leurs voisins; à condition qu'ils pourront s'endormir dans une paresse égoïste, ou s'adonner à une agitation sans but et toute théâtrale. Si, dans une même nation, on examine les diverses classes de la société, les différences natives semblent moins réelles au premier abord. Ces différences semblent même ne pouvoir être acceptées par un esprit non prévenu. C'est que, dans nos sociétés modernes, surtout depuis un siècle, les classes moyennes se sont élevées au niveau de leurs aînées, et l'instruction vulgarisée semble avoir effacé toutes les distinctions, autres que la fortune, distinction tellement passagère qu'elle laisse s'établir un courant constant dans la société. Mais si, remontant les âges, nous étudions les anciennes civilisations avec leur grand nombre d'esclaves, si inférieurs intellectuellement, qu'alors qu'ils étaient huit ou dix fois plus nombreux que les maîtres, on les voyait accepter sans se plaindre les plus rudes travaux et les traitements les plus cruels: les ilotes en Grèce, les esclaves à Rome, enfin les serfs au moyen âge, ne nous donnent-ils pas une preuve convaincante de la vérité de nos assertions? Du reste, dans nos sociétés modernes, n'avons-nous pas nos ilotes aussi, n'avons-nous pas aussi notre gent taillable et corvéable à merci, inférieure par l'intelligence, inférieure par l'activité, inférieure par les sentiments moraux? Quel nom donner donc à cette population de nos grandes villes, qui grouille dans les caves et les taudis des rues les plus infectes, qui respire un air vicié, et qui, pour soutenir une vie toujours défaillante, s'empoisonne avec de l'alcool (1)? Qui sont les pourvoyeurs de nos bagnes et de nos lupanars, sinon les ilotes, les esclaves du XIXe siècle?

Loin de nous la pensée de médire de notre époque; nous sommes tout disposé à reconnaître que le nombre de ces déshérités de la nature va s'amoindrissant tous les jours, à mesure que la civilisation se répand davantage, que la science pénètre davantage dans les masses.

Les faits n'en sont pas moins incontestables. Dira-t-on: « Ces malheureux sont dans ces conditions par leur faute; ils étaient paresseux, ivrognes, débauchés;

(1) Je pense que la question des excès alcooliques tient plus qu'on ne le croit à la mauvaise qualité et à l'insuffisance de la nourriture. Dans les années calamiteuses, les excès alcooliques dans la classe ouvrière augmentent avec la cherté des subsistances et le manque à peu près total de vin. (Quetelet, Essai de physique sociale, t. II, p. 145.)

voilà pourquoi la misère les ronge, voilà pourquoi ils servent de pâture aux maladies les plus hideuses. » — Ah ! Messieurs ! que les législateurs et les juges tiennent ce langage, ils le peuvent : ils ne sont pas forcés de connaître la nature humaine. — Mais que les médecins se fassent leurs complices, ce ne peut être que par irréflexion, ou par une paresse mentale qui leur fait partager des idées admises par tous. — Non, on n'est pas paresseux par choix, ivrogne par plaisir, débauché à son gré. — La paresse est le résultat d'une manière d'être physique souvent héréditaire (1), ainsi que d'une éducation vicieuse. — L'ivrognerie et la débauche reconnaissent les mêmes causes, et ici surtout l'hérédité joue le plus grand rôle.

Quoique bien incomplètes, nos connaissances de l'homme primitif, de celui du moins que nous appelons tel, nous le présentent comme semblable à nos sauvages actuels, par leurs armes, leurs instruments et leurs habitations, soit que l'apparition de ces derniers sur la planète soit récente ; soit que, par les circonstances de milieu auxquelles elles se sont trouvées soumises, ces immenses populations aient subi un arrêt de développement intellectuel et moral. D'où l'on peut conclure à une grande analogie dans leurs organes cérébraux (2).

(1) Il résulte, en effet, de l'étude physiologique que nous avons faite du cerveau que la paresse et la lâcheté reconnaissent pour cause une altération de la fonction de cet organe. M. Andral rapporte un fait fort curieux d'atrophie unilatérale du cervelet chez une femme de 45 ans qui, dès son enfance, avait été remarquable par une sorte d'imbécillité spéciale, dont les principaux caractères étaient une timidité avec paresse et disposition à la frayeur.

(1) La question de l'origine des races comme apparues en même

Eh bien! les voyageurs nous apprennent que l'état mental des sauvages ressemble, à peu de chose près, à l'état cérébral d'un enfant. — « Dans les opérations in-« tellectuelles de ces tribus primitives, dit M. Brunet « Teylor, nous retrouvons un état enfantin de la pensée, « où le passé ne se distingue pas du futur, le fait de l'i-« magination, le rêve de la nuit et la veille du jour (1).

« On a souvant comparé les sauvages à des enfants, « dit sir John Lubbock; mais, en ce qui concerne l'intel-« ligence, un enfant de quatre ans leur est bien su-« périeur; pourtant, si nous prenons pour terme de « comparaison un enfant de quatre ans de race civi-« lisée, *à un âge suffisamment primitif*, — le parallèle est « assez juste. — Ainsi ils n'ont pas de constance dans « les résolutions. Nous savons, par expérience, dit « Richardson, à propos des Indiens Dagribs, que, quel-« que récompense qu'ils attendissent en arrivant au « lieu où on les avait envoyés, on ne pouvait compter « sur eux pour porter une lettre. Un léger obstacle, la « perspective d'un festin de venaison, l'envie soudaine « d'aller voir un ami, suffisaient pour les détourner de « leur route pendant des temps indéfinis.

« Même chez les insulaires de la mer du Sud, relati-

temps à une seule époque géologique, ou comme étant apparues successivement, n'est, croyons-nous, pas encore résolue. Ce qui semble prouvé aujourd'hui, c'est que l'opinion qui consiste à considérer les races inférieures comme dégénérées, comme résultant d'une prévarication des pères de ces races, manque de fondement.

« Il n'y a pas d'exemple, dit M. Teylor, d'un peuple qui eût abandonné l'usage du fuseau pour tordre le fil à la main, ou qui, ayant l'habitude de se procurer du feu avec un lacet, en soit revenu à sa manière primitive, on a même peine à comprendre que cela puisse arriver. (Teylor, Histoire primitive de l'humanité, p. 269.)

(1) Revue des cours, 5 octobre 1867.

« vement civilisés, il était très-facile d'observer un ca-
« ractère enfantin. Leurs larmes, comme celles des
« enfants, étaient toujours prêtes à exprimer tout sen-
« timent fortement éveillé en eux ; et comme les enfants
« aussi, à peine les ont-ils versées qu'ils semblent les
« avoir oubliées (Cook). Durville rapporte qu'un chef
« maoric se mit à crier comme un enfant, parce que les
« matelots lui avaient gâté son manteau favori (1). »

Comme langage, il n'ont absolument que des mots concrets ; toute idée abstraite leur étant étrangère, leurs numérations sont très-bornées ; quelques-uns même ne peuvent compter que jusqu'à deux, comme les habitants du cap York (Australie).

Les Indiens du Brésil ne comptent que jusqu'à trois ; pour tous les nombres supérieurs, ils disent beaucoup. Leurs facultés morales sont tout aussi bornées que leurs facultés intellectuelles. L'anthropophagie leur est ordinaire. La femme subit chez ces peuples un joug des plus affreux ; elle reste la propriété du mari, qui ne la traite guère mieux que son chien ; les vieillards sont abandonnés ou sacrifiés aussitôt que l'âge et la maladie ont détruit leurs forces.

Ils n'ont d'autre droit que la force individuelle, et ceux qu'on dit avoir une conception de la Divinité ne la conçoivent que semblable à eux, cannibale comme eux ; comme eux elle pêche, s'ils sont pêcheurs ; elle chasse, s'ils retirent leurs aliments de la chasse. Du reste, leurs cruautés les plus révoltantes trouvent souvent leurs origines dans cette fausse conception qu'ils se sont faite du monde.

(1) Sir John Lubbok, L'Homme avant l'histoire, p. 475.

« L'idée que le sauvage se fait d'une ombre est à « peu de chose près celle que s'en fait, de nos jours, un « paysan anglais; c'est un fantôme léger qui va de « place en place; il ressemble, quand on peut le voir, à « la personne à qui il appartenait; mais souvent il est in« visible, bien qu'il soit capable de frapper et de faire en« tendre des sons. La notion de l'ombre se confond d'une « manière presque inséparable avec celle de l'esprit ou « âme, du souffle et du sang, de ces choses insaisissables « qui suivent l'homme et lui ressemblent : son ombre, « par exemple, et son visage reflété dans l'eau. Une « telle idée de l'ombre conduit facilement à penser qu'en « tuant un homme, vous pouvez affranchir son ombre « et l'envoyer où il vous plaît. C'est ce que fait le roi de « Dahomey quand il envoie chaque jour un homme à « son père dans la terre des ombres (1). »

Plusieurs d'entre ces peuples croient à la résurrection et à l'immortalité, mais ils croient aussi qu'ils doivent ressusciter tels qu'ils sont morts; de là l'usage de tuer leurs parents avant qu'ils n'arrivent à l'âge de la décrépitude, que les habitants de Viti observent religieusement.

Cependant, à mesure que les hommes se sont développés, il s'est opéré comme une création incessante de l'intelligence; les impressions succédant aux impressions ont imprégné peu à peu la cellule cérébrale des qualités intellectuelles et morales, qui, successivement, lui ont permis de fonder les diverses civilisations dont l'histoire nous raconte les bienfaits et les crimes; ces impressions plus nombreuses ont diminué les concep-

(1) Brunet-Teylor, Revue des cours, 5 décembre 1867.

tions erronées, que des observations incomplètes avaient introduites dans ces intelligences primitives; toujours plus nombreuses, toujours plus efficaces, à mesure que le terrain va se fertilisant, elles enlèveront du sein de l'humanité toutes les idées *à priori* fondées sur des faits mal observés ou démontrés faux qui obscurcissent encore l'intelligence humaine et l'empêchent de marcher dans la voie que lui trace la science expérimentale (1).

§ II.

DES MODIFICATIONS APPORTÉES A LA CELLULE PAR LES IMPRESSIONS VISCÉRALES NORMALES OU PATHOLOGIQUES.

« Depuis Cabanis, et surtout depuis Gall, tous les physiologistes ont plus ou moins senti la nécessité de compléter l'analyse des sensations proprement dites par l'étude d'une seconde classe fondamentale des sensations, encore plus indispensable que la première au fonctionnement de la vie organique, et qui, sans procurer aucune notion directe sur le monde extérieur, modifient, mais moins profondément, par leurs actions intimes et presque continues, la marche générale des opérations intellectuelles, qui, chez la plupart des animaux, doivent leur être essentiellement subordonnées. Ce sont les sensations intérieures, qui se rapportent à

(1) Outre ces modifications apportées dans les qualités fonctionnelles des cellules cérébrales, à mesure que l'humanité s'est développée, le cerveau dans son ensemble a pris un plus grand développement. — La cavité cranienne, par exemple, des races supérieures, est notablement plus considérable que celle des races primitives. Enfin la différence dans le mode de développement de cette cavité osseuse (ossification de la fontanelle antérieure postérieurement à la fontanelle postérieure pour les races élevées) explique, jusqu'à un certain point, l'immense développement des lobes frontaux dans ces races privilégiées.

la satisfaction des divers besoins essentiels, soit de reproduction, soit de nutrition » (1).

Ces besoins, comme le dit A. Comte, sont de deux ordres : les besoins de conservation individuelle, et ceux de conservation de l'espèce. Leur siége ultime est dans le cerveau, par leur action sur la volonté, c'est-à-dire sur les qualités subjectives de la cellule, quoique leurs siéges primordiaux se trouvent dans les organes splanchniques et de la reproduction. Sans vouloir, avec les physiologistes anciens et du commencement de ce siècle, faire jouer aux organes splanchniques un rôle prépondérant sur l'origine de nos passions, sans faire dériver la colère et l'opiniâtreté du caractère du foie, et, avec Pline, la gaieté de la rate, il n'est pas douteux que ces organes aient sur le cerveau une action par l'intermédiaire des nerfs ganglionnaires.

Mais, ce qui est facile à constater, c'est l'action sur la pensée des sensations de besoin renvoyées au cerveau par l'organisme entier; telles sont les sensations de la faim, de la soif, du besoin de respirer. Ces sensations semblent momentanément suspendre la pensée, et comme anéantir les facultés morales. Alors l'instinct égoïste s'empare de tout l'être : vivre est la grande affaire; l'espèce est oubliée, l'individu reste seul avec les impérieuses exigences du moment. On connaît les actes d'atroce désespoir que ces besoins ont fait commettre pendant les famines, les siéges et les naufrages (2); mais ce que l'on sait moins, c'est l'action de ces mêmes sensations, alors que, sans imminence de mort, elles pren-

(1) A. Comte, Philos. pos., t. III, p. 516.

(2) En 1830, les Bassoutas, qui habitent le Nord de la colonie du cap, après de longues guerres avec les voisins, avaient perdu leurs troupeaux

nent un être humain à la naissance, pour le suivre jusqu'au tombeau, pendant une longue vie de misère. Ce que produit la *faim lente* sur les malheureux êtres dont elle est le partage, c'est l'ensemble de toutes les dégénérescences morales et physiques, dont les prisons et les hôpitaux nous offrent la triste collection; c'est la disparition de tous les instincts altruistes, la concentration, vers les passions égoïstes et anti-sociales, de toutes les terribles faiblesses de ces existences précaires.

Non moins puissants, quoique moins continus, sont les besoins de conservation de l'espèce. Alors que les premiers commencent avec la vie, ceux-ci réclament un certain développement de l'individu (1). Chez les organismes inférieurs, l'apparition de ce besoin et sa satisfaction semblent être le couronnement de l'existence, et alors l'individu disparaît; sa tâche est terminée; il a obéi à sa loi. Quoi qu'il en soit, chez l'homme, l'époque de la puberté est révélée par d'assez nombreux phénomènes physiques, pour que l'action de cette fonction sur la manière d'être morale de l'individu ne puisse être récusée.

et leurs cultures : un grand nombre d'entre eux devinrent anthropophages. (Uly. Trélat, Dictionnaire encyclopédique des sciences médicales, article Anthropophagie). — Depuis la première édition de ce travail, des faits déplorables sont venus apporter de nouvelles preuves à cette théorie. Les nombreux cas d'anthropophagie, contre lesquels sévissent les magistrats de l'Algérie, prouvent que cet état moral sera toujours la conséquence nécessaire d'un état matériel correspondant.

(1) Non-seulement certain développement est indispensable, mais encore une sécurité, une certitude de vivre. — Dans les maladies ce besoin disparaît; et enfin, dans les dégénérescences alcooliques, géologiques ou autres arrivées à un certain degré, cette fonction reste dans un sommeil complet.

« Les principaux phénomènes qui caractérisent l'âge de la puberté s'observent du côté des organes génitaux. Dans l'un et l'autre sexe, le travail qui s'opère vers ces parties est annoncé par une sécrétion abondante des follicules sébacés, par l'apparition des poils et par une turgescence générale. Chez l'homme, les testicules deviennent plus gros et commencent à sécréter du sperme ; les vésicules séminales, la prostate, la verge, participent à cet accroissement et acquièrent rapidement le volume qu'elles doivent conserver. Chez les femmes, les ovaires deviennent plus volumineux et prennent leur forme bosselée ; la matrice s'élargit, surtout vers son fond, et la menstruation s'établit. Comme phénomène sympathique chez l'homme, le visage se couvre de barbe ; la voix prend son timbre viril, pendant que le larynx se développe rapidement. Chez la femme, les seins s'arrondissent, et le mamelon devient saillant sur l'aréole, qui a pris une teinte rosée.

« Chez l'homme, les transformations sont toutes extérieures ; elles sont plus internes chez la femme, dont le corps conserve davantage la finesse et la blancheur de la peau, la rondeur des formes, cette apparence moelleuse due à l'infiltration du tissu cellulaire par la graisse, qui caractérisent l'enfance.

« *Pour l'homme comme pour la femme, des idées nouvelles naissent, à mesure que des organes nouveaux se développent, que des fonctions nouvelles s'établissent.* Les songes précèdent presque toujours la réalité; les rêves voluptueux sont fréquents, longtemps avant qu'un rapprochement sexuel se soit opéré. Chez le premier, le besoin d'aimer se manifeste par une ardeur expansive qui rend le cœur meilleur; chez la seconde, par une tristesse concentrée qui souvent lui fait verser de douces larmes. A l'un les provocations passionnées, les démonstrations extérieures, les amours ardentes; à l'autre, la langueur et la décence du maintien, le calme du visage, l'impassibilité apparente, voiles épais que jette la pudeur jusqu'au moment où le bonheur viendra les soulever. Aussi, l'homme met plus de généralité dans son amour que la femme; il aime d'abord sans savoir qui il aime, il aime les femmes avant d'en aimer une.

«La jeune fille, au contraire, se crée un être idéal, qu'elle aime de tous les charmes que son imagination peut inventer; c'est celui sur qui elle concentre tout son amour, celui qu'elle cherche le jour autour d'elle, qu'elle voit la nuit dans ses rêves de bonheur; douce illusion qui souvent fait place à une triste réalité.

« Aussi pour elle, la solitude est un besoin, elle veut être seule avec ses pensées, tandis que pour le jeune homme la société des femmes est un besoin ; il les désire, il les cherche, les poursuit et les enveloppe de ses regards; il les embrasse à travers l'espace, aspire leurs parfums et frissonne au moindre contact. Tous ses sens dirigés vers l'amour lui procurent de nombreuses jouissances, qu'il ne cherche ni à diminuer ni à dissimuler. Pour lui, il comprend que l'amour est un but; pour la femme c'est un moyen d'être mère, et la jeune mère existe déjà dans le cœur de la jeune fille; à ses yeux l'union sexuelle est moins peut-être la satisfaction d'un désir, que l'origine d'une espérance, car la femme aime, longtemps avant qu'il existe, l'enfant qu'elle doit porter dans son sein, et que l'homme aimera seulement plus tard, quand il l'aura reçu dans sa famille » (1).

Dès l'abord, une question se pose ici : c'est le rôle de l'organe cérébral, et celui de l'organe génital, la part qui revient à chacun d'eux.

L'amour est un besoin aussi nécessaire à l'homme pour la conservation de l'espèce que l'est la faim pour la conservation de l'individu. Le siége de ce besoin se trouve primitivement dans l'organe génital, et postérieurement, par action sympathique, dans le cerveau, où sous forme de désir, il agit sur la volonté, comme la faim, résultat d'un manque de matériaux nécessaires à la réparation des tissus, est primitivement une manière d'être de l'organisme entier, qui prend une forme impérative sur la volonté, par l'intermédiaire du système nerveux.

Dans une œuvre philosophique, que mon savant maître et ami M. A. Naquet est sur le point de publier, il considère encore l'amour à un autre point de vue : pour lui, ce mot désignerait une fonction plus élevée, plus humaine.

L'amour, dit-il, est une fonction de choix pour le grand acte de la génération, comme le goût l'est pour la fonction de nutrition.

Son but, c'est le perfectionnement de l'espèce, comme le but du goût c'est le choix d'aliments réparateurs.

Ce but est obtenu, en ce que, sauf perversion pathologique, l'amour a pour objet un être beau moralement ou physiquement.

Quoi qu'il en soit de cette ingénieuse conception de

(1) Longet, Phys., t. II, p. 932.

l'amour, le but est la perpétuation de l'espèce; le moyen c'est l'acte de la fécondation; et comme cette fonction, chez l'homme, a besoin, pour être satisfaite, de la coopération de deux individus différents, que cette coopération à un même but ne peut être obtenue que par un rapport entre eux établi par les organes de relation, il en résulte nécessairement l'intervention directe du cerveau comme l'organe de relation par excellence. Mais, chez les êtres inférieurs, les huîtres par exemple, où un même individu produit l'œuf et le féconde, il est probable que les puissances générales de l'organisme ne sont pas plus mises en jeu dans l'acte génésique que dans celui de la digestion, et le phénomène s'opère par une action purement réflexe; comme chez les êtres supérieurs l'éjaculation pendant le sommeil, alors qu'elle est la conséquence d'une réplétion des vésicules séminales, et qu'elle se produit en dehors des rêves voluptueux. Ce phénomène de nature mécanique, la réplétion de vésicules séminales, peut être aussi la cause première des rêves; comme la réplétion de la vessie peut être aussi une cause première de rêves se rapportant à l'acte de la miction.

Pour prouver l'influence des organes génitaux sur le cerveau, je demande la permission de citer encore un fait observé par M. Moreau (de Tours) :

« Il existe des hermaphrodites, non, nous ne voulons pas employer ce mot, à cause du sens trop absolu qu'on y attache généralement, mais des êtres dont les organes sexuels portent les traces d'une sorte d'hésitation et de tâtonnement de la force créatrice.

« Ce fait est connu de tous; mais ce qui l'est moins peut-être, et ce que nous voulons faire remarquer, c'est que chez ces individus le moral est toujours plus ou moins à l'unisson du physique, participant également des deux sexes. Ce fait psychologique, si curieux quoique si naturel, nous avons eu la bonne fortune de le constatater par nous-même et de l'étudier à fond, il y a deux ans environ. Le moral avait particulièrement fixé notre attention, les goûts féminins prédominaient peut-être; ce que l'on était du reste porté à supposer de prime abord à l'inspection des formes générales du corps. Mais les goûts masculins n'étaient pas moins extrêmement énergiques. X... partageait avec le même plaisir et presque le même entraînement les jeux violents des garçons et ceux plus calmes des jeunes filles. Elle (nous disons elle plutôt que lui, parce que le sujet avait été inscrit sur les registres municipaux comme fille, et en avait toujours porté les vêtements) s'attachait indifféremment à un sexe ou à un autre; ses jouissances étaient les mêmes physiquement et moralement, soit qu'elle prodiguât, soit qu'elle reçût des caresses; nous avons obtenu sur ce point délicat les aveux les plus formels et les plus précis » (1).

L'influence du cerveau sur la production de l'amour physique, et même sur le développement des organes génitaux n'est pas douteuse néanmoins. On sait combien les conversations légères, les tableaux voluptueux, l'existence, dès la jeunesse, au milieu d'un monde galant, ou pire encore, ont une influence sur la précocité du développement sexuel.

D'un autre côté, l'abus du coït ou de l'onanisme a

(1) Moreau (de Tours). Psychologie morbide, p. 328.

souvent causé une altération des facultés mentales (1), surtout des facultés dites affectives. Tissot, dans son travail sur l'onanisme, a montré l'influence de cette habitude comme cause déterminante de l'obscurcissement des instincts altruistes. Marc cite l'observation d'une enfant de 8 ans, qui avait pris à la campagne l'habitude de l'onanisme et du coït avec des petits garçons de son âge. Rentrée chez elle, à Paris, et privée de ses plaisirs favoris, cette enfant en ressentait tellement le besoin, qu'elle avait résolu de tuer son père et sa mère pour pouvoir, comme elle disait, aller avec les petits garçons, et aussi pour avoir leur hardes. Du reste, elle était triste, n'aimait pas les plaisirs de son âge, ne faisait aucunes caresses à ses parents et ne parlait guère que quand on l'interrogeait. Elle avouait avec cynisme l'intention où elle était de tuer son père et sa mère. Quand on lui demandait de se corriger de ses défauts, elle répondait aussitôt : « Je me corrigerais bien si je voulais de mes petits défauts dans un jour, mais pour les deux autres, il me faudrait bien plus de temps. » Par les deux autres, elle entendait ses plaisirs solitaires et aller avec les hommes (selon sa propre expression) (2).

Deux genres de folie, conséquences de la perversion de l'instinct de la reproduction, semblent nous montrer la part du cerveau et des organes sexuels. L'érotomanie, conséquence d'une lésion cérébrale, l'aidoiomanie

(1) La relation de cause à effet est ici, comme dans l'ivrognerie, difficile à saisir ; l'excitation sexuelle, et surtout l'onanisme, étant quelquefois l'épiphénomène d'affections mentales n'ayant pas encore d'autres manifestations.

(2) Marc. De la folie dans ses rapports avec la question médico-judiciaire, t, I, p. 95.

(nymphomanie et satyriasis), conséquences souvent de lésions des organes génitaux (spermatorrhée, maladie de la muqueuse uréthrale ou des vésicules chez l'homme, arrêt de la menstruation, ou menstruation irrégulière chez la femme) (1).

Du reste, outre cette forme de vésanie, en quelque sorte caractéristique, les maladies des organes génitaux peuvent donner lieu à bien des troubles intellectuels. M. Lisle a rapporté (*Acad. de méd.*, 1851) un certain nombre d'observations dans lesquelles la maladie mentale paraissait liée à la spermatorrhée. Les caractères suivants distinguaient spécialement, d'après cet auteur, cette forme de folie : une foule d'états, de malaise physique, irrégulier dans ses manifestations, chronique, tout particulier, perversion mélancolique, tendance au suicide, affaiblissement de l'intelligence et surtout des sentiments et de la volonté, hésitations perpétuelles, etc., sensibilité exagérée, méfiance, tendance à se croire toujours l'objet de raillerie et de moquerie (2).

Mais le système nerveux cérébro-spinal n'est pas seulement composé de tubes et de cellules, on y trouve encore du tissu conjonctif, et surtout des vaisseaux qui viennent apporter aux éléments fondamentaux les matériaux nécessaires à leur activité et à leur entretien.

(1) Cette différence entre l'érotomanie et l'aidoiomanie n'est pas aussi tranchée que nous le disons là : l'une complique souvent l'autre. On comprend en effet que l'érotomanie, survenant chez un sujet habituellement d'une conduite légère produit le satyriasis ; comme le satyriasis, ou la nymphomanie chez un sujet habituellement chaste, entraîne tous les symptômes de l'érotomanie (Curé de Cour, près la Réole-Marc. Loc. cit., t. II, p. 182.

(2) Traité des maladies mentales de Griessenger, p. 238.

On comprend, dès lors, l'étroite connexion qui existe entre les deux appareils de l'innervation et de la circulation.

« En résumé, dit M. Claude Bernard, chez l'homme, le cœur est le plus sensible des organes de la vie végétative; il reçoit le premier de tous l'influence nerveuse cérébrale. Le cerveau est le plus sensible des organes de la vie animale; il reçoit le premier de tous l'influence de la circulation du sang. De là résulte que ces deux organes culminants de la machine vivante sont dans des rapports incessants d'action et de réaction.

« Le cœur et le cerveau se trouvent dans une solidarité d'actions réciproques des plus intenses, qui se multiplient d'autant plus que l'organisme devient plus développé et plus délicat. Ces rapports peuvent être constants ou passagers, varier avec le sexe et avec l'âge. C'est ainsi qu'à l'époque de la puberté, lorsque des organes jusqu'alors restés inertes et engourdis s'éveillent et se développent, des sentiments nouveaux prennent naissance dans le cerveau et apportent au cœur des impressions nouvelles. Les sentiments que nous éprouvons sont toujours accompagnés par des actions réflexes du cœur; c'est du cœur que viennent les conditions de manifestation des sentiments, quoique le cerveau en soit le siége exclusif.

« Dans les organismes élevés, la vie n'est qu'un échange continuel entre le système sanguin et le système nerveux. L'expression de nos sentiments se fait par un échange entre le cœur et le cerveau, les deux rouages les plus parfaits de la machine vivante. Cet échange se réalise par des relations anatomiques très-connues, par les nerfs pneumogastriques, qui portent les influences nerveuses au cœur, et par les artères carotides et vertébrales, qui apportent le sang au cerveau » (1).

Si l'on songe actuellement aux nombreuses maladies du cœur, chroniques ou aiguës, personnelles ou héréditaires, à l'importance de nos sentiments comme cause déterminante de nos actions, on comprendra combien l'état physiologique ou pathologique de cet organe a une considérable influence sur le caractère de nos idées.

« En général, dit Broussais, les maladies qui altèrent la circulation, sans occasionner de douleurs ni d'angoisses, tendent à inspirer la gaieté, à augmenter les facultés intellectuelles, et à donner des illusions d'espérance. Ce cas s'observe chez un grand nombre d'adolescents. C'est au moment où les maîtres en font le plus grand éloge, où l'élève redouble d'ardeur pour le traval et semble se surpasser, que se développe l'irritation qui prépare la phthisie pulmonaire » (2).

Et plus loin : « Dix vibrations au lieu de cinq, dans un temps donné, peuvent transformer un homme ordinaire en un prodige, en ranimant la mémoire, qui fournit à l'intelligence les matériaux qu'elle retrouvait difficilement » (3).

Mais, en outre, nous l'avons dit, la cellule cérébrale, comme les autres éléments histologiques, doit puiser dans le sang les matériaux nécessaires à son existence et à ses manifestations dynamiques, d'où toute altération de quantité et de qualité de ce liquide doit produire

(1) Cl. Bernard, Phys. du cœur. Revue des Deux Mondes, 1er novembre 1865.

(2) Broussais, De l'irritation et de la folie, p. 472.

(3) Ibid., p. 474.

un changement dans son état; changement qui peut être accidentel ou habituel, propre à un individu, ou à un nombre plus ou moins grand d'individus, en définitive former le caractère d'une nation, d'une classe de la société, d'une famille.

Les phénomènes qui sont les plus remarquables dans la chlorose, sont les divers troubles du système nerveux : céphalalgie, névralgies diverses, paralysies, mais surtout, au point de vue qui nous occupe, besoin d'un sommeil long et profond, mollesse dans les mouvements, faiblesse musculaire exagérée.

Nous n'aurions pas parlé de cette affection, si elle n'était arrivée à former dans nos grandes villes et les centres manufacturiers, comme une variété de l'espèce.

Sous l'influence du manque de lumière, d'un air trop chargé de matières animalisées et privé d'oxygène, l'homme, et surtout l'enfant, devient pâle et s'étiole.

Joignez à cela une nourriture insuffisante, des précautions hygiéniques imparfaites ou nulles, et l'on arrive, après une ou plusieurs générations, à la création d'êtres particuliers, à la figure hâve, aux cheveux blonds, rares et cassants, à l'œil bleu ou hagard, avec la fibre musculaire atrophiée, la peau blanche, transparente, tachée de rousseur, muqueuses décolorées. Leurs mouvements sont lents et hésitants, leur parole est brève, avec une intonation gutturale particulière. Ils ont besoin d'un sommeil prolongé, et sont inaptes à supporter les fatigues. Leurs facultés intellectuelles ne sont que peu développées, ils sont surtout incapables d'attention, l'égoïsme est leur unique élément moral, la ruse leur principale faculté intellectuelle. Incapables de remplir leurs devoirs sociaux, si la phthisie ne les enlève pas à un âge peu avancé, ils deviennent les hôtes assidus de la police correctionnelle ou de la cour d'assises.

Ces faits de dégénérescence morale, sous l'influence pestilentielle des quartiers fangeux des grands villes, ont été reconnus depuis longtemps. Voici comment s'exprimait M. Villermé, en 1840, dans son rapport sur l'état des ouvriers de Lille : « Je voudrais ne rien ajouter à ces détails des choses hideuses qui révèlent au premier coup d'œil la profonde misère de ces malheureux habitants. Mais je dois dire que, dans plusieurs de ces lits, dont je viens de parler tout à l'heure, j'ai vu reposer ensemble des individus des deux sexes et d'âge très-différents, la plupart sans chemises et d'une saleté repoussante; pères, mères, vieillards, enfants, adultes, s'y pressent et s'y entassent. Je m'arrête, le lecteur achèvera le tableau, mais je le préviens que s'il tient à l'avoir fidèle, son imagination ne doit reculer devant aucun des mystères dégoûtants qui s'accomplissent sur ces couches impures au sein de l'obscurité et de l'ivresse. »

Ce n'est pas seulement chez les habitants des quartiers malsains des villes que se manifeste cette dégénérescence de l'espèce; les effluves *marécageux* produisent un effet analogue. Voici la peinture que Montfalcon nous donne des habitants des marais de la Bresse :

« Sa taille petite et souvent contrefaite dès les premières années par des vices de conformation soit du tronc, soit des membres, est remarquable par le défaut de proportion des cavités splanchniques. Sa peau fine, très-pâle, couverte souvent de taches d'un aspect terreux, d'un blanc mat et blafard, ne présente pas la coloration musculaire ordinaire à la coloration des montagnards. Ses formes extérieures sont arrondies et molles; ses chairs tuméfiées par des sucs séreux, dépourvues de ton et d'élasticité, conservent quelque temps l'impression du doigt qui les comprime. Ses cheveux sont d'un blond cendré et plats; sa barbe est blonde et peu fournie, son œil est terne, son regard triste et sans expression; une couleur fauve teint souvent son front, ses joues et ses yeux.

« La *mélancolie*, l'*apathie*, une sorte d'*idiotisme*, telle est l'expression habituelle de son visage rarement modifié par les passions. Son squelette est reconnaissable à une sorte d'état rachitique des os, à la grosseur de leurs extrémités spongieuses, à la faiblesse de la dimension en hauteur des extrémités abdominales. Son cœur se contracte avec peu d'énergie; son pouls est petit; la circulation abdominale est, chez lui, lente, difficile; sa poitrine est resserrée, son cou allongé, son ventre bouffi, volumineux; une transformation presque continuelle l'affaiblit.

« Tout chez lui est en harmonie avec ces caractères, et c'est dans la Bresse surtout que le physique est une traduction fidèle du moral. Ecoutez l'homme qui est né sous cette terre insalubre; sa voix est gutturale et rauque, sa prononciation gênée, les finales des mots sont traînantes. Voyez-le se mouvoir, combien sa démarche est lente et pénible! quelle faiblesse dans l'âge de la vigueur! combien ce corps cacochyme a peu de vie! A 20 ans le mouvement de décomposition commence, et des maladies continuelles ajoutent à la débilité constitutionnelle » (1).

Les mêmes éléments pathologiques se retrouvent chez l'habitant des marais de la Sologne et du Berry. « Les populations chétives du Forez et de la Bresse nous présentent comme celles des Marais Pontins et des marais salants de toutes les parties du globe un caractère typique, l'idéal le plus saisissant de l'extrême dégénérescence de l'espèce humaine » (2).

Mais cette influence sur l'organisme humain que produisent les contrées marécageuses n'est pas un fait isolé; à côté de cette influence toute pathologique, par sa grande intensité, se trouvent des influences telluriques qui, quoique beaucoup moins énergiques, n'en modifient pas moins à la longue le caractère, les mœurs avec le tempérament des habitants.

Outre cette action par manque de nutrition des cellules, le sang peut exercer une action délétère par le transport avec lui de corps particulièrement toxiques pour l'appareil cérébral.

Ces corps sont nombreux; plusieurs même sont employés en médecine, quelques-uns sont terribles par la rapidité de leurs effets. Il en est qui sont devenus un besoin journalier pour certaines classes de la société ou pour un grand nombre d'individus de certaines nations. Tels sont l'opium, le haschich ou chanvre indien, l'alcool. Par la continuité de leurs effets, ces poisons cérébraux produisent un état maladif de tout l'organisme, qui, prolongé, devient par la transmission héréditaire,

(1) Traité des fièvres intermittentes, Histoire naturelle des marins, p 115.

(2) Morel. Loc. cit. p. 617.

une cause de dégénérescence particulière à certaines familles.

L'action de l'opium et du haschich n'exerçant ses ravages que dans des contrées éloignées et médicalement mal explorées, nous n'allons donner que le tableau de l'alcoolisme tel que nous le fournissent les meilleurs auteurs (1).

Tout le monde connaît les effets de l'alcool, qui, pris accidentellement, produit l'ivresse, et avec l'habitude, l'alcoolisme.

« L'ivresse est cet état passager, caractérisé au début par une excitation générale; la force musculaire s'accroît, les yeux brillent, une gaieté plus que naturelle éclate; les soucis sont bannis, la figure est resplendissante, animée, les idées sont pressées et abondantes, le courage intrépide, la sensibilité exaltée; survient un sentiment de vertige agréable d'abord, plus tard pénible, la vue s'obscurcit, il y a des tintouins, des bourdonnements d'oreille, puis après les sens s'émoussent, la démarche devient incertaine et vacillante, la parole embarrassée, les idées se succèdent avec désordre. Aux inspirations d'un esprit stimulé succèdent un bavardage inepte, des discours sans liaison ; le courage dégénère en témérité et la joie en extravagance; le caractère tourne à la susceptibilité, à la défiance, à l'irascibilité; les jugements perdent leur justesse, ils deviennent in-

(1) Nous ne devons pas oublier aussi les poisons végétaux produits des éléments avariés par les parasites des céréales, dont le résultat est l'acrodynie, l'ergotisme, la pellagre, qui, dans certaines contrées, produisent encore des ravages, à de certaines époques surtout, et ont une déplorable influence sur l'espèce.

complets, hasardés, durs, incohérents ; l'esprit devient mordant, insipide, ce n'est plus qu'un flux désordonné d'idées qui finit par faire place à un véritable délire.

« A cette période, les mouvements perdent leur précision, ils sont brusques, incoordonnés ; les yeux sont hagards; la démarche incertaine, saccadée, difficile, titubante, souvent elle devient impossible et le malade tombe. A l'exaltation de la sensibilité succède l'analgésie, une anesthésie plus ou moins complète et générale, manifeste surtout aux extrémités ; l'intelligence s'anéantit peu à peu ; souvent en dernier lieu un état de collapsus plus ou moins profond avec relâchement des sphincters et dilatation ds pupilles » (1).

Tels sont les effets de l'alcool sur le système nerveux central. Cette description, qui permettrait bien des modifications pour tous les cas particuliers, nous prouve qu'il y a une action directe du poison sur l'organe cérébral. Du reste l'anatomie pathologique ne nous laisse aucun doute à ce sujet.

« Le cerveau, les poumons et le cœur sont les organes dont l'altération est la plus constante. Tous les vaisseaux sanguins de ces organes présentent une plénitude remarquable, on trouve souvent des épanchements dans les ventricules latéraux avec une forte odeur d'alcool de tout l'organe cérébral » (2).

Mais à ces phénomènes passagers de l'alcool succède, avec l'ivresse fréquemmment renouvelée, un état général particulier, appelé alcoolisme chronique, ayant

(1) Lancereaux, Dictionnaire encyclopédique des sciences médicales, article Alcoolisme.

(2) Lancereaux. Ibid.

pour conséquence des désordres intellectuels et moraux persistants et héréditaires.

A cette période se rencontrent des lésions du cerveau qui ne sont plus douteuses, c'est un ratatinement avec induration et atrophie de la masse encéphalique. Une dégénérescence graisseuse des capillaires de l'encéphale, avec transformation analogue des éléments cérébraux voisins de ces capillaires. Les couches optiques et les corps striés sont fermes, aplatis, de petit volume, déprimés à leurs surfaces. On trouve des encéphalites chroniques et des dégénéresconces graisseuses formant des îlots au sein de la masse encéphalique.

Joignons à cela une altération constante des méninges (traces de méningites, épaississement, fausses membranes), et l'on aura le tableau succinct des altérations cérébrales produites par l'habitude de l'alcool. Les conséquences en sont fatales. Aussi ces misérables buveurs par cela même deviennent aliénés. Il semble qu'ils n'aient que le choix dans la nosologie mentale; manie, monomanie, épilepsie, stupidité, démence, paralysie générale, tous ces genres d'affections ont été plus ou moins fréquemment observés chez les alcooliques.

Deux formes d'affection mentale sont cependant spéciales à l'alcoolisme, ce sont : le *delirium tremens*, sorte de délire, intermittent et apyrétique, survenant à des époques plus ou moins rapprochées, à la suite d'abcès alcooliques considérables et prolongés, sans qu'il soit nécessaire, dit M. Magnus Hus, que les malades se soient mis en état d'ivresse.

Une émotion morale, une forte douleur physique, une hémorrhagie, *la cessation brusque de l'usage de l'alcool*, l'intercurrence d'une maladie accidentelle, déterminent l'explosion. Insomnie, hallucination, tremblement musculaire général, tel est l'ensemble des phénomènes fonctionnels, qui se manifestent de la façon suivante :

« Une inquiétude universelle s'est emparée du malade, il ne peut ni recueillir ses idées, ni diriger ses sentiments ; il est devenu irritable et fantasque. Un sommeil fugace est interrompu chez lui par des rêves effrayants ; l'expression de la figure est devenue plus vive et plus animée, les extrémités supérieures et inférieures sont saisies de tremblements, surtout lorsque la station est prolongée; un délire général finit enfin par éclater. L'accès délirant peut durer tout le jour, mais il arrive habituellement que le malade, assez tranquille pendant la matinée, est à l'approche de la nuit en proie à une exacerbation plus grande » (1).

Après un temps plus ou moins long, le plus souvent l'imbécillité et la démence surviennent, que le delirium ait précédé ou non ces affections.

Les caractères de cette maladie, qu'on pourrait à juste titre appeler avec le vulgaire *abrutissement*, nous sont donnés en ces termes, par M. Lasègue : « L'hébétude, la tristesse, la stupidité, sont peintes sur la physionomie du malheureux malade ; chez lui les conceptions sont lentes, les idées difficiles, les conversations traînantes, incertaines, ou souvent monosyllabiques. Irritable, querelleur, bientôt impatient, il frappe sans le vouloir, et pourtant il a encore conscience de son infériorité, il se rend en partie compte des choses qui l'entourent ; sa mémoire et son attention ne sont pas notablement altérées, il conserve encore des désirs et des

(1) Morel, loc. cit., p. 98.

sympathies, il exécute machinalement tout ce qu'on lui commande de faire. — Peu à peu ses idées manquent de sens et de précision, et par degrés successifs, il arrive à l'état d'enfance, d'imbécillité ou même de démence, il pleure ou rit sans motifs, connaît à peine les personnes qui l'entourent, tombe dans une sorte de torpeur intellectuelle, laisse échapper ses matières et finit par succomber, après avoir présenté le plus ordinairement les phénomènes d'une paralysie plus ou moins généralisée » (1).

Ne voulant pas faire une étude complète de l'alcoolisme, nous passerons sous silence les autres troubles fonctionnels des appareils circulatoire, digestif et musculaire. Mais nous devons insister sur la transmissibilité héréditaire de cette affection, surtout sur son mode de transmissibilité dégénérative.

« Les enfants peuvent hériter directement des tendances alcooliques de leurs parents, et pour peu qu'ils apportent en naissant, comme c'est le cas le plus ordinaire, des dispositions intellectuelles bornées, ou que leur éducation ait été mal dirigée, l'avenir de ces enfants est on ne peut plus compromis, tant au point de vue de leur développement organique, qu'à celui du progrès de leurs facultés intellectuelles et affectives. — Dans les cas de ce genre, la dégénérescence est un état maladivement constitué, et l'être dégénéré, s'il est abandonné à lui-même, tombe dans une dégradation progressive ; il devient non-seulement incapable de former dans l'humanité la chaîne de transmissibilité d'un progrès mais il est encore l'obstacle le plus grand à ce progrès par son contact avec la partie saine de la population.

(1) Lasègue, *Archives générales de médecine*, 1853.

« Il n'est pas toujours nécessaire que les descendants de parents livrés à l'alcoolisme chronique commettent les mêmes excès pour nous offrir le type d'une dégradation progressive. Les uns apportent même en naissant le germe d'une dégénérescence complète » (1).

Et plus loin M. Morel ajoute : « J'ai retrouvé les tristes victimes de l'intoxication alcoolique des parents dans leurs milieux de prédilection, les asiles d'aliénés et les maisons de détention, et en note : j'ai pu me convaincre en visitant les maisons de détention pour les jeunes détenus au-dessous de 15 ans, que la loi que j'établis trouvait ses plus certaines applications. Les observations que j'ai pu faire dans les maisons de détention qui renferment une énorme population de jeunes détenus, m'a donné la preuve que la loi de la double fécondation dans le sens du mal physique et du mal moral, souffre bien peu d'exceptions. J'ai trouvé l'hérédité dans le crime chez les jeunes détenus dont l'arrêt de développement physique, la vicieuse conformation de la tête ne révélaient que trop l'origine. — J'ai été saisi d'un profond sentiment de tristesse en pensant que ces êtres, déviés du type normal de l'humanité, étaient destinés un jour à propager la dégénérescence dont ils étaient atteints » (2).

Il est superflu de faire observer que l'ivrognerie n'est pas aussi volontaire que le veulent généralement les moralistes. Par ces citations de M. Morel, on voit combien ces malheureux subissent la fatalité de leur naissance. Ce vice est trop souvent aussi la conséquence de l'éducation et du milieu.

(1) Morel, loc. cit., p. 114.
(2) Morel, loc. cit., p. 567.

Outre cette cause d'hérédité, l'ivrognerie trouve encore naissance dans les conditions pathologiques spéciales. « J'ai à prouver, dit Esquirol, que, si l'abus des liqueurs alcooliques est un effet de l'abrutissement de l'esprit, des vices de l'éducation, des mauvais exemples, il y a quelquefois *un entraînement maladif*, qui porte les individus à abuser des boissons fermentées » (1).

La paralysie générale survenant chez des sujets très-sobres, des maladies organiques du cœur, des affections hypochondriaques, l'hystérie, des affections dartreuses, enfin des névroses de l'estomac ; telles sont les diverses affections que M. Morel a 35 fois donné pour cause aux habitudes alcooliques, sur 200 alcoolisés sur lesquels reposent ses études. On peut joindre à ces causes la dysménorrhée, la grossesse et la ménopause chez la femme.

L'atavisme peut aussi jouer un rôle. Dans notre civilisation fiévreuse, personnelle et compliquée, où un travail incessant, mêlé de savoir-faire et d'intrigues, est une condition *sine qua non* de vivre, certains êtres naissent l'esprit contemplatif et paresseux ; et, perdus dans la foule, aussi étrangers à leur milieu que le serait un sauvage de l'Amérique sur les bords de la Seine, cherchent l'oubli de leurs souffrances et souvent de la faim, dans cette excitation factice que donne l'alcool (2).

Nous nous sommes étendu longuement sur l'action de l'alcool ; c'est là, en effet, une des causes de dégénérescence les plus générales et les mieux connues, si on

(1) Esquirol, Des Maladies mentales, vol. II, p. 74.

(2) C'est une remarque à faire que le grand usage que font des boissons fermentées les peuples d'une civilisation inférieure en contact avec des peuples plus avancés. Plus que la guerre, la démoralisation, apportée par un milieu désharmonique avec leurs degrés de développement, détruit promptement les races inférieures.

y ajoute les intoxications par les céréales altérées dont nous avons parlé déjà, celles qu'on pourrait appeler professionnelles, par l'arsenic, le mercure; l'influence des maladies accidentelles ou épidémiques, conséquences elles-mêmes des conditions hygiéniques du moment, on pourra se faire une idée des nombreuses causes de dégénérescence et de mort auxquelles l'individu et quelquefois l'espèce se trouvent en butte.

Nous avons tenté de donner une esquisse des diverses influences organiques qui pouvaient réagir sur le cerveau, et par contre sur la pensée. On comprend facilement, d'après la théorie de physiologie cérébrale empruntée à M. Luys, combien ces diverses excitations arrivant sans cesse aux parois interne et inférieure des couches optiques et de là aux couches corticales, ou bien par l'intermédiaire de la circulation, à toute la manière d'être nutritive de la cellule, ont dû modifier la puissance fonctionnelle congénitale de cette cellule. Combien, par contre, ses facultés transformatrices de l'impression en idées doivent être modifiées! Si nous remarquons qu'à toutes ces transformations (par manque de nutrition ou par empoisonnement), correspondent des altérations des instincts altruistes, une augmentation au contraire des instincts égoïstes, on ne doit plus s'étonner des nombreux attentats contre les personnes dont la société a le devoir de se garantir. Ajoutez à cela que, plus que pour tout autre tissu, pour le tissu nerveux, l'hérédité est probable, et l'on comprendra facilement la naissance de ces individus moralement difformes. L'hygiène mentale qu'ils trouvent à leur entrée dans la vie est-elle faite pour réparer les vices de la naissance? C'est là ce que nous allons examiner.

§ III.

MODIFICATIONS APPORTÉES A LA CELLULE PAR LES IMPRESSIONS SENSORIELLES EXTERNES.

L'ensemble des impressions sensorielles externes qui ont agi sur un individu, c'est ce qu'on appelle son éducation.

« Chez les jeunes enfants, dit M. Luys, les objets externes les frappent tout d'abord d'une manière confuse ; leurs parents, leurs jouets, leurs aliments seuls les préoccupent ; les images de ces objets se gravent un à un dans ce cerveau encore vierge d'impressions, et deviennent bientôt, *ipso facto*, les idées spécifiques des objets qui leur ont donné naissance. Il résulte ainsi de ce travail d'observation continu et de l'élaboration consécutive des impressions sensorielles, par la substance cérébrale, que ces mêmes impressions, métamorphosées en idées, finissent au bout d'un temps variable par former dans la mémoire des enfants une série d'idées fondamentales, qui sont en quelque sorte des idées mères, à l'aide desquelles l'entendement exécutera ultérieurement l'infinie variété de ses opérations. *Le passé de notre esprit explique son état actuel* » (1).

Mais, dès ses premiers pas, l'enfant est guidé par des parents ou des maîtres : à chaque objet qui frappe son œil, à chaque son qui frappe son oreille, il demande ce qu'est cet objet, d'où vient ce son, et les explications données par les éducateurs complètent en la modifiant l'idée apportée par l'impression.

A mesure que l'enfant avance dans la vie, les connais-

(1) Luys, loc. cit., p. 355.

sances lui arrivent toujours commentées et modifiées ou par des maîtres, ou par la société.

On l'a dit bien souvent, le cerveau de l'enfant est une boule de cire apte à prendre toutes les formes, à reproduire tous les contours que lui impose le modeleur. Nous avons montré ce qu'il y a d'exagéré dans cette notion ; l'homme naît avec des penchants, des facultés, mais ce que nous ne saurions nier, ce sont les profondes modifications que l'éducation peut apporter à sa manière d'être congénitale.

Envisagée dans son objet, l'éducation se rapporte à deux ordres de connaissances bien distinctes : les connaissances concrètes (étude des objets isolés dans leur individualité, leurs caractères extérieurs et leurs noms). On les acquiert par les sens ou par la tradition ; enfin les connaissances abstraites (les rapports de ces mêmes objets entre eux et avec nous-mêmes), qu'on peut acquérir ou par les sens en observant les phénomènes, ou par la tradition, en acceptant les observations faites par d'autres, et les jugements portés par eux.

On comprend combien de causes d'erreurs sont inhérentes à nos moyens de connaître.

Ces causes d'erreurs, quoique moindres dans les connaissances concrètes que dans les connaissances abstraites, ne sont pas cependant restées sans action. Que d'animaux fantastiques décrits par des naturalistes crédules ! Que de régions n'ont jamais ressemblé aux tableaux que nous en ont faits les voyageurs ! Mais, combien plus nombreuses encore sont les causes d'erreur, lorsque l'observateur doit non-seulement voir et décrire, mais encore comparer et juger !

La plupart des phénomènes tiennent à des causes multiples et cachées ; les premiers observateurs n'ont pu, par leur inexpérience, que voir un côté de ces phénomènes; comme d'ailleurs, « la nature de notre esprit nous porte à rechercher l'essence et le pourquoi des choses, » il en est résulté des jugements faux et incomplets ; de là, des notions erronées des causes et des lois. Ces notions, transmises par la tradition, se sont imposées comme vérités *a priori*, grâce à la paresse de notre esprit pour renouveler l'observation et porter un nouveau jugement; grâce encore à l'intérêt égoïste qu'ont eu quelques-uns, les plus instruits, à les laisser croire d'abord, à les imposer ensuite, à des populations sur lesquelles ces mêmes fausses notions favorisaient leur ascendant.

« Au lieu d'observer, dit Condillac, les choses que nous voulons connaître, nous avons voulu les imaginer : de suppositions en suppositions fausses, nous nous sommes égarés parmi une multitude d'erreurs; et les erreurs étant devenues des préjugés, nous les avons prises pour des principes. Nous nous sommes égarés de plus en plus ; et alors, nous n'avons su raisonner que d'après les mauvaises habitudes que nous avions contractées.

« L'art d'abuser des mots sans les bien entendre, a été pour nous l'art de raisonner. Quand les choses en sont venues à ce point, quand les erreurs se sont accrues, il n'y a qu'un moyen de remettre l'ordre dans la faculté de penser : c'est d'oublier tout ce que nous avons appris, de reprendre nos idées à leur origine et de refaire, dit Bacon, l'entendement humain » (1).

(1) Condillac, *Logique*. Malheureusement, il ne dépend pas de nous d'oublier ce que nous avons appris, et la somme d'idées fausses ou vraies qui régissent les hommes, ne peut être éliminée complétement que par un travail long et constant de plusieurs générations.

Ainsi se sont créés tous les préjugés sociaux, dont les uns sont le patrimoine de certaines familles et la garantie du despotisme; les autres le domaine de la religion et la sauvegarde de la prépondérance longtemps incontestée du sacerdoce.

Or, la plupart de ces notions *à priori* sont enseignées à l'enfance avec les premiers mots qu'elle bégaie et restent dans le cerveau humain, comme la base des jugements postérieurs, les fondements de la morale (1), jusqu'à ce que les connaissances positives, les observations bien faites remplacent petit à petit les premiers hôtes de notre cerveau. Dire l'influence de ces notions fausses sur les déterminations humaines, c'est faire l'histoire de tous les crimes, de toutes les guerres fratricides qui pendant des siècles ont enrayé la civilisation.

C'est bien vainement, et avec une légèreté bien superficielle, qu'on a accusé la physiologie cérébrale de méconnaître la haute influence de l'éducation, parce qu'elle en fixe les limites. Cette influence, nous en avons besoin, nous la revendiquons, car elle nous explique bien des anomalies, bien des phénomènes bizarres, que la nature humaine, prise dans ses facultés natives, laisserait dans l'obscurité (2).

Par elle, nous comprenons ce besoin d'une vie contre nature, que les mystiques de tous les temps et de tous les pays ont possédé; nous comprenons le suicide cruel que s'impose avec joie la veuve du brahme indien : toutes les folies de l'humanité sont expliquées par l'influence de l'éducation.

(1) La plupart des opinions, voire les plus saines et les mieux accréditées, sont fausses et erronées, et, qui plus est, la plupart sont incommodes à la Société humaine (Charron).

(2) Nous ne dirons cependant pas avec Helvétius : « que l'inégalité des esprits est due à des différences d'éducation » (*De l'homme*, p. 65).

« Une loi que je crois ne pas souffrir d'exception, est celle qui place dans une situation bien plus périlleuse les enfants de ceux qui, d'un part, ont hérité des dispositions organiques mauvaises, au point de vue physiologique, et qui, de l'autre, sont mis sous l'influence funeste des conditions anormales ou vicieuses de leurs parents. C'est, si l'on veut, la loi de la double fécondation dans le sens du mal physique et du mal moral » (1).

Cette loi nous explique l'existence de certaines familles, dont le crime et la débauche sont pour ainsi dire le patrimoine (2), pendant que des intelligences d'élite se succèdent dans certaines autres, jusqu'à ce qu'une alliance mal comprise y apporte en dot le vice et la maladie (3).

Disons-le donc bien haut; l'éducation est le grand modificateur de l'individu, et par contre, de l'espèce. Aussi, avec quels soins, quelles connaissances étendues de la nature humaine, cette éducation devrait-elle être donnée !

En est-il ainsi ? Alors que le progrès constant de l'homme est devenu un dogme scientifique que personne ne conteste, qu'enseigne-t-on à l'enfance ? L'existence d'un âge d'or dans les siècles passés, avec le dogme de la chûte !

Alors que, scientifiquement, toute notion devrait être

(1) Morel. Loc. cit., p. 576.

(2) Il existe, dit Vidocq, des familles dans lesquelles le crime se trouve de génération en génération, et qui ne paraissent exister que pour prouver la vérité du proverbe : *Bon chien chasse de race.*

(3) Il n'est pas indispensable pour qu'il y ait dégénérescence intellectuelle, surtout dans les familles distinguées par l'intelligence, que cette dégénérescence soit apportée par héritage ; l'état d'éréthisme continu des cellules cérébrales des hommes occupés des travaux de l'esprit les prédispose aux affections de l'organe de la pensée.

le résultat d'une observation scrupuleusement faite et souvent répétée, la société tout entière a pour base des notions *a priori*, que nulle observation bien faite n'a jamais constatées !

« Les moyens qu'on emploie le plus généralement et qui réussissent le mieux dans cette espèce d'éducation consistaient à inoculer, pour ainsi dire, les passions factices, l'émulation, l'ambition, l'amour de la gloire, le fanatisme. Sous l'influence de pareils guides, l'instituteur parvient quelquefois à former ce que l'on appelle une *bonne espèce d'hommes*, comme on en voit tant dans la société ; de ces gens qui ne coupent ni la bourse ni la gorge (à moins que ce ne soit dans les formes reçues), qui ne tombent jamais dans l'excès des vices honteux, et qui sont, malgré cela, des êtres nuls, dénués de tout mérite, égoïstes, faux, mercenaires, capables de voir l'univers se dissoudre pièce à pièce sans éprouver la plus légère émotion, pourvu que le petit cercle de leurs intérêts personnels ne soit pas atteint par ces ruines (1).

« Pour être instituteur, jurisconsulte ou médecin pour faire autre chose qu'un métier, pour être à la hauteur de ces trois grandes missions, il faut d'abord posséder la science de la nature et de l'homme ; il faut savoir en vertu de quelle faculté l'homme se meut et se décide ici-bas ; il faut savoir à quoi peuvent le porter ses penchants bien ou mal ordonnés, tout ce que peuvent lui inspirer des sentiments bien ou mal réglés, et tout ce que nos facultés intellectuelles, industrielles ou artistiques, dans leur fonctionnement normal ou anormal, peuvent lui donner de puissance ou d'énergie, ou l'égarer dans leurs manifestations (2).

(1) Morgan, Essai philosophique sur les phén. de la vie, p. 314.
(2) F. Voisins. Études sur la nature de l'homme, t. III, p. 40.

Si on remplissait bien ces conditions imposées par M. Voisin, on n'enseignerait plus que tout acte mérite une punition ou une récompense, que l'homme est avant tout un être essentiellement libre, qu'il lui est toujours possible de conformer ses actes à une loi arbitraire, sortie de toute pièce d'une tête de philosophe ou promulguée pour l'avantage d'un nombre plus ou moins grand d'individus.

Tout ce que l'on pourrait affirmer, si les lois positives étaient parfaitement conformes à la nature de l'humanité et adéquates de ses lois d'état et d'évolution, c'est que tout acte qui transgresserait cette législation serait un acte de folie, un fait morbide. Car tout être qui ne suit pas sa loi, en est empêché par un obstacle inhérent à son mode momentané d'existence. Jusque-là tout acte transgressant les lois positives peut être un acte de rébellion, toute répression un acte de vengeance (1).

Nous le répétons, l'homme primitif avait, comme partie intégrante de son organisation, des instincts ou spontanéités ; c'est là une manière d'être de toute la matière organisée ; l'individu ne peut exister et se perpétuer qu'en vertu de puissances ou propriétés inhérentes à son organisme, par lesquelles il s'accommode les milieux et se perpétue par une génération de n'importe quelle forme.

Alors que tous les organismes inférieurs sont possibles et peuvent se perpétuer avec les seuls instincts de

(1) Il est bien évident que toutes les lois qui ont régi l'humanité sont en partie fondées, même inconsciemment, sur la manière d'être de l'humanité au moment de l'existence de ces lois. Elles sont d'autant meilleures, que la relation entre ces deux termes se rapproche davantage de l'équivalence. Nous voyons par contre que beaucoup des transgressions de ces lois peuvent être un acte de folie.

leur existence individuelle (instincts égoïstes), joints au sens génésique pour les moins inférieurs, pour l'homme une condition spéciale se présente, il n'existe et se perpétue qu'avec l'instinct de l'existence nécessaire, pour lui, de l'espèce et du développement continu de cette espèce (instincts altruistes).

« L'humanité, a dit Pascal, est un homme qui vit toujours et apprend sans cesse. »

Nous avons vu qu'au début de son existence, ou du moins ce que nous appelons les débuts de l'existence de l'homme sur la terre, les instincts altruistes sont pour ainsi dire nuls, par leurs manifestations, tout en existant en puissance. L'homme vivait tout entier dans son égoïsme féroce, pressé qu'il était de pourvoir à sa subsistance et de résister à toutes les causes de mort qui l'entouraient. Nous avons vu, en suivant la marche de la civilisation, les instincts altruistes se développer, à mesure que la sécurité de l'homme allait en progressant : instincts altruistes bornés d'abord à la famille, puis à la cité, enfin à la nation, jusqu'à ce qu'ils ne reconnaissent plus de limites que l'humanité. Nous avons vu, à la suite de toutes les causes accidentelles, guerres, pestes, famines, qui mettaient la patrie, la famille ou l'individu en danger, ces instincts altruistes prendre une marche rétrograde jusqu'au cannibalisme de l'homme que la faim traîne au tombeau (1).

Et si l'on me demande la preuve de l'existence en nous de ces instincts altruistes qui nous portent au dé-

(1) Le patriotisme, principale vertu des peuples de l'antiquité, n'est pas autre chose que l'instinct altruiste borné à la patrie : aussi ce sentiment va-t-il en diminuant, et alors qu'il était un progrès au début de l'histoire, et par contre une vertu, des temps viendront, ils sont venus peut-être, où cette manière d'être ne sera plus que de la réaction, de l'arrêt de développement, un vice.

vouement, si l'on me demande la preuve de l'accroissement, à mesure que l'humanité vieillit, de ce besoin de dévouement, je montrerai l'existence de la société, les nombreuses cités qu'elle a érigées, les maux sans nombre qu'elle a soufferts, alors qu'une manière de penser sur ses besoins l'entraînait à transformer sa manière d'être économique, et j'ajouterai : la preuve que l'homme a des vertus sociales, c'est qu'il vit en société ; la preuve que ces sociétés doivent se transformer sans cesse pour marcher vers le perfectionnement, c'est que sans cesse elles sont devenues meilleures ; la preuve que le dévouement à la communauté est dans l'essence de l'individu, c'est que ces dévouements sont journaliers, dans une limite plus ou moins étendue.

Qui vient encore nous parler de liberté? Comme la pierre qui tombe obéit à la loi de la pesanteur, l'homme obéit à des lois qui lui sont propres ; et ce n'est que parce qu'ici les conditions du phénomène sont plus complexes, qu'on a affirmé la liberté humaine, ne pouvant connaître les conditions nécessaires à la production des phénomènes. Dira-t-on avec Proudhon : « Que la spontanéité au plus bas degré dans les êtres inorganiques, plus élevée dans les plantes et les animaux, atteint sous le nom de liberté sa plénitude chez l'homme, qui, seul, a la puissance de s'affranchir de tout fatalisme, tant objectif que subjectif, qui s'en affranchit, en effet (1).

« Que l'homme, parce qu'il n'est pas une spontanéité simple, mais un composé de toutes les spontanéités, ou puissances de la nature, *jouit du libre arbitre* » (2).

(1) P.-J. Proudhon, De la Justice, t. II, p. 509.
(2) P.-J. Proudhon, *idem*, p. 514.

Évidemment non, et si Proudhon, avec son immense génie, avait été un peu moins métaphysicien et un peu plus physiologiste, il aurait vu dans les hôpitaux et les prisons, comme dans la vie, l'impossibilité où se trouve l'homme de ne pas obéir à la double fatalité de sa naissance et de son milieu.

L'homme nous semble libre, cependant; et, à première vue, la négation de cette liberté touche au paradoxe. — C'est que nous ne pouvons saisir que des rapports, et il n'existe pas dans la nature un être dont les actes reconnaissent des causes aussi complexes, dont les spontanéités soient aussi nombreuses. — L'homme seul, vivant de la vie de l'espèce, seul il résume en lui, comme cause de ses actes, l'héritage amoncelé de ses innombrables ancêtres.

Un grand artiste a dit : « La beauté est l'état de l'être en rapport avec les conditions de son existence » (1). — Nous pourrions ajouter : la vertu est le mode agissant de l'individu en rapport avec le perfectionnement de l'espèce; aussi, est-ce à l'homme seul, dans toute la série animale, qu'on peut appliquer l'épithète de vertueux, car lui seul est appelé au perfectionnement continu de l'espèce. Tandis que tous les êtres inférieurs vivent dans l'individu et temporairement dans la famille, lui joint à ce mode d'existence celle de l'espèce, qui repose sur tout ce qu'on est convenu d'appeler qualités morales.

(1) George Sand, Voyage dans le cristal.

IV.

Nous avions eu l'intention, au début de ce travail, de présenter, à la suite de la détermination scientifique du libre arbitre, une philosophie pénale, conséquence de cette détermination du libre arbitre. Nous ne ferons qu'en dire un mot : les considérations économiques sur lesquelles nous étions forcé de nous étendre en faisant, croyons-nous, un travail trop peu médical pour cette étude.

On comprend cependant que si les faits transgressant la loi positive, peuvent être le résultat d'un état pathologique ou d'un acte de rébellion, non plus seulement par la manière d'être du sujet, mais encore et surtout par la nature de l'acte lui-même, il ne sera plus nécessaire seulement, pour conclure à la responsabilité ou à l'irresponsabilité, d'étudier la manière d'être de l'individu, mais encore les rapports de l'acte avec les lois inhérentes à l'espèce humaine, lois que le philosophe et le médecin ont pour mission de préciser, en dehors des considérations de politique, de coteries et d'ambition, qui font que les législateurs en promulguent d'opposées ou de conformes.

Ces lois nous sont-elles connues d'une façon absolue? Avons-nous une idée précise de nos droits et de nos devoirs? Nous n'hésitons pas à répondre non, ajoutant qu'à mesure que l'humanité vieillit, l'homme acquiert une notion plus exacte de sa situation dans l'univers, une connaissance plus précise et plus juste de ses rapports individuels et sociaux.

Quoi qu'il en soit, il est un droit qui nous semble inhérent à tous les êtres de la nature, c'est *celui de vivre toute sa vie*, c'est-à-dire de parcourir tout le cercle d'évolutions propre à sa manière d'être, spécifique ou individuelle. Et s'il est vrai qu'à tout droit corresponde un devoir, il nous semble que tout être doué de vie a le devoir de prendre dans le milieu ambiant, selon son espèce, les matériaux nécessaires à son développement.

Or, si, comme nous l'avons dit dans notre troisième partie, à la vie de l'individu l'homme joint naturellement la vie de l'espèce, il a un droit correspondant à cette manière d'être de sa nature; ce droit, c'est celui de vivre en société, c'est-à-dire en communion d'idées avec les hommes du même lieu et de la même époque, et d'acquérir le degré de développement physique et moral auquel la société est parvenue dans son milieu et dans son temps, à moins qu'il n'en soit individuellement empêché par sa manière d'être organique.

Un devoir correspond nécessairement à ce droit, c'est celui de rendre, par les produits de ses spontanéités, à la société, ce que celle-ci a fourni à l'individu pour acquérir son développement. La vertu consisterait à aller au delà de ce devoir, c'est-à-dire, à rendre plus qu'il n'a été prêté.

C'est par les hommes vertueux seulement que l'humanité progresse.

En d'autres termes :

L'homme n'a qu'un droit, *vivre;* qu'un devoir, *gagner sa vie.*

Toute atteinte à ce droit est un crime, tout oubli de

ce devoir est une faute, qui bientôt doit avoir le crime pour résultat nécessaire (1).

Le crime peut être individuel ou social.....

Ferrus établit trois catégories de condamnés :

1° Condamnés *pervers*, *énergiques* et *intelligents*, qui pèchent sciemment soit par organisation, soit par système.

2° Condamnés *vicieux*, *bornés*, *abrutis* ou *passifs*.

3° Condamnés *ineptes* ou *incapables* (2).

Voilà en quelques mots comment Ferrus caractérise la première classe.

« Ce sont des condamnés regardés jusqu'à aujourd'hui comme décidément incorrigibles, doués en général de ressources intellectuelles supérieures à la moyenne, mais conduits au mal par les tendances de leurs organisations, les entraînements de leurs natures. — Ajoutons en outre que la plupart d'entre eux n'ont eu, pour réprimer ces entraînements, que la terreur du châtiment, sans le frein de l'éducation, sans la moralité de l'exemple, et qu'ils ont dû dès lors succomber fatalement, pour ainsi dire, aux excitations de leurs funestes instincts. C'est ici que se rencontre plus particulièrement le fait affligeant et trop commun d'actes criminels répétés dans une même famille, soit que ces actes se rattachent à une prédisposition héréditaire, soit qu'ils pro-

(1) Il est bien entendu que le mot crime signifie ici acte de folie criminelle, et non pas acte de rébellion, puisqu'il y a désobéissance aux lois de l'humanité.

(2) Ferrus, Des Prisonniers, de l'emprisonnement et des prisons, p. 185.

viennent seulement de la contagion paternelle, des enseignements et des impressions ineffaçables du premier âge, du milieu corrupteur dans lequel ont vécu et grandi les condamnés. Il faut admettre dans cette classe une sous-division, composée de détenus d'une intelligence également remarquable, et dont la perversité résulte, non d'une prédisposition native, mais d'une fausse, d'une dangereuse appréciation des devoirs sociaux. Ceux-ci ne se considèrent point en effet comme des coupables, mais bien comme des joueurs malheureux, comme des vaincus; ils n'ont à soutenir aucune lutte avec leurs consciences qu'ils appellent la *muette* dans leur énergique argot. En guerre avec le monde, s'ils volent, c'est pour reconquérir la part de bien dont on les a déshérités; s'ils tuent, ils ne font, en acceptant cette extrémité terrible, que subir la nécessité qui maîtrise le soldat sur le champ de bataille. Cette logique pernicieuse, cette morale inique, il faut bien le reconnaître, se trouve d'ailleurs à divers degrés dans l'esprit et le cœur de tous les condamnés» (1).

Ces criminels intelligents, et ce sont les moins nombreux, car, « sur 5,543 accusés, 2,571 ne savaient ni lire ni écrire, 1,925 savaient lire et écrire imparfaitement, 815 seulement lisaient et écrivaient bien, et 202 avaient reçu une instruction supérieure» (2), ne doivent pas, croyons-nous, dans la majorité des cas, être considérés comme responsables; ils rentrent assez bien à notre avis dans la catégorie des fous lucides, si bien décrits par M. Trélat.

(1) Ferrus, loc. cit., p. 683.
(2) Ferrus, loc. cit., p. 696.

« Les voleurs, quelle que soit la classe dont ils sortent, aiment les mauvais lieux ; ils préfèrent la salle enfumée d'un marchand de vin borgne aux salons dorés des Frères Provençaux. Les estaminets du quartier de la Cité sont pour les voleurs de véritables eldorados, dans lesquels ils trouvent tout ce qu'ils chérissent ; des houris faciles, des cartes, du parfait amour et du cent-sept ans ; ils y passent leur vie sans crainte du présent et peu soucieux de l'avenir. Un individu nommé Rigody, dit Krincid, recueillit, peu de temps après sa sortie d'une maison centrale dans laquelle il avait passé plusieurs années, une succession assez considérable, qu'il dissipa entièrement avant de sortir d'un lupanar de la rue Saint-Eloy, en la Cité.

« L'imitation est le trait le plus caractéristique de la physionomie des voleurs de profession. Lorsqu'un des grands hommes de la corporation a adopté un certain costume remarquable, tous les autres s'empressent de l'imiter : l'amour propre, mais l'amour propre mal entendu, domine tous les voleurs ; comme ils ne peuvent se glorifier des vertus qu'ils ne possèdent pas, ils se glorifient de leurs vices. Personne n'est plus superstitieux qu'un voleur de profession ; il croit aux songes, aux présages, à l'influence des jours ; il ne volera pas un vendredi, ou si en sortant de chez lui il rencontre un prêtre, ou s'il a renversé une salière ; mais, s'il trouve un morceau de fer, il sera entreprenant, audacieux. Si personne n'est plus superstitieux qu'un voleur de profession, personne non plus n'est plus imprévoyant ; il marche toujours sans s'inquiéter de l'avenir, et jamais il ne lui vient dans la pensée qu'il peut être arrêté ; le bagne et la prison ne sont pour lui que des points à l'horizon sur lesquels il ne jette jamais un regard (1). »

« Il existe d'ailleurs plusieurs caractères communs à toutes les catégories de condamnés, c'est une insouciance absolue des notions du juste et de l'injuste, une complète inintelligence de la moralité des lois sociales. Et surtout un désir constant de suffire sans peine, sans efforts et sans travail à tous les besoins de la vie; une tendance irrésistible enfin à sacrifier les avantages assurés aux jouissances brutales du moment présent » (2).

Nous ferons observer, en passant, que ces caractères donnés par Ferrus peuvent s'appliquer aux prostituées, quelle que soit la catégorie à laquelle elles appartiennent; qu'elles vendent leurs charmes, dans la boue du ruisseau pour un morceau de pain, ou à prix d'or dans des salons dorés; qu'ils s'appliquent aussi à tous ceux qui vivent de leur vie d'une façon habituelle et continue.

Observation Ire.

Armand est grand, blond, lymphatique et demi-intelligent. Il a dû être dans le monde un jeune premier fort recherché. Gâté par sa mère, flatté par ses grands-parents, corrompu par des femmes initiatrices au vice, il n'a pu briguer et obtenir, enfin, pour se faire un nom, qu'une place de caissier d'un grand agent comptable. Entraîné au vice par la femme du maître, il a puisé dans la caisse.

Armand est une tête ordinaire. Son amour est tout

(1) Vidocq, Les Voleurs, p. 230 et suiv.
(2) Loc. cit., p. 186.

en ostentation et orgueil. Il nous a avoué qu'il n'eût pas défendu sa maîtresse contre un assassin, et qu'une infidélité patente ne l'eût pas ému.

Après les condamnés *pervers*, *énergiques* et *intelligents*, nous trouvons les condamnés *bornés*, *abrutis* et *passifs*.

Observation II.

Le nommé Vidal, condamné sous le n° 29,333, est né en 1804, à Bar, commune de Saint-Julien Chapteuil, département de la Haute-Loire. Arrivé au bagne, le 10 mai 1840, il monte à l'hôpital, le 8 juillet. A la première vue on reconnaît chez cet homme les tendances physionomiques d'un stupide ruminant. Il est couché, comme malade, nous regarde de ses deux grands yeux sans expression, ne sait dire où il souffre et ne demande pas à manger. Sa nuque est large, il est marié et a 5 enfants. Sa face est celle du ruminant; comme eux il a un grand écartement des globes oculaires, de larges narines, de vraies mandibules, avec d'énormes molaires et cela avec un cerveau tout en base; ce qui annonce la stupidité et une grande force musculaire.

Cet examen me donne à soupçonner, chez Vidal, l'emploi sans préméditation de la force brutale. Il avait la nuque large et confondue avec l'organe dit de la cruauté (1). Tous les autres instincts étaient effacés, hors celui de la philogéniture. Il n'avait aucune intelligence; il a commis un vol et un meurtre. Il a été con-

(1) Dans la plupart de ces observations, que nous avons empruntées au livre de M. Lauvergne, sur les forçats et les bagnes, on trouve des détails phrénologiques que nous sommes loin d'accepter; nous les avons supprimés toutes les fois que cela a été possible sans nuire au récit.

damné pour ce dernier avec la restriction de circonstances atténuantes fondée sur un commencement d'idiotisme.

Du reste, sa conduite au bagne est bonne; il parle peu, est taciturne et n'a point d'amis.

Vidal est mort de nostalgie. N'est-ce pas la privation de la vue de ses cinq enfants qui l'a tué?

Observation III.

Girodet, n° 28,956, âgé de 33 ans, né à Varennes (Nièvre), célibataire, sans domicile fixe, ne sachant ni lire ni écrire, sans profession. — A l'examen de sa tête : organes de la destruction et du vol; hémisphères aplatis, peu d'intelligence, point de centres affectifs. Son jugement porte : condamné à perpétuité pour tentative de meurtre.

Observation IV.

Langevin, n° 28,952, né à Saint-Jean, département de la Sarthe, sans indices de première éducation; brute, presque idiot. Sa tête a 0 m. 431 de circonférence et 0 m. 306 du nez à la protubérance occipitale. — Avec de tels cerveaux, l'homme nous a toujours paru privé de liberté morale (Lauvergne). — Il avoue un vigoureux penchant à la volupté. Sa tendance animale est celle d'un singe malin. Il n'a que 28 ans. — Langevin a été condamné pour assassinat.

Observation V.

Gibiat, n° 195, journalier, condamné à Carcassonne en 1840, pour vol et complicité d'homicide volontaire et complicité de tentative d'homicide, faisant partie d'une association de malfaiteurs, ayant subi déjà la peine de cinq ans de prison pour crime d'association de malfaiteurs. Né en 1815, il n'a encore, par conséquent, que 25 ans, et voilà, certes, déjà une vie de forçat achevé; eh bien, cet homme est un fort mauvais sujet phrénologique. Nous le croyons sans jugement et sans force morale. L'affectionnivité, centre qui le domine, le porte à suivre celui qu'il a trouvé sur sa route et lui a donné du pain. C'est tout à fait la psychologie du chien.

« Qu'on observe entre certains condamnés et les aliénés, imbéciles, idiots ou stupides, des analogies réelles et des points de contacts nombreux. Nous l'admettons volontiers. — Chez les uns comme chez les autres, en effet, le jugement est peu développé ou manque de rectitude; les facultés sont circonscrites ou obtuses, et les instincts, par conséquent, aveugles. Toutefois, il y a sous ce dernier rapport une différence fondamentale à faire ressortir. Chez les idiots véritables, la plupart des instincts demeurent ordinairement sans une grande énergie, et ce manque d'activité est un nouvel obstacle à la manifestation des rudiments intellectuels qui peuvent exister en eux, ce qui fait de ces malheureux des êtres dégradés, mais en général inoffensifs; tandis que chez les hommes, au contraire, qui s'attachent à la société avec plus de brutalité que de calcul et de prévoyance, les instincts personnels sont extrêmement puissants; l'activité ardente de ces instincts réveille et développe dès lors, dans une certaine mesure, mais en les tenant sous la dépendance des passions mauvaises, les facultés intellectuelles» (1).

Ce qui revient à dire qu'il y a des fous dangereux et d'autres qui ne le sont pas.

Enfin il y a des condamnés ineptes et incapables.

Observation VI.

Velu (Michel), âgé de 48 ans, a été condamné à six mois de prison pour rupture de ban. Il a subi quinze jugements pour vagabondage et mendicité. Velu est sans profession; toute sa vie, il a erré et mendié; il a passé de nombreuses années dans les prisons. Sa santé physique est très-affaiblie; il n'y voit presque pas; il est maigre, pâle, étiolé et atteint de catarrhe chronique des bronches. Il ne sait ni lire ni écrire; son intelligence est obtuse. On peut le considérer comme atteint d'un léger degré d'imbécillité. Sa tête est petite, le front étroit et déprimé. Il n'a jamais rien pu apprendre.

Observation VII.

Un sourd-muet, âgé d'environ 40 ans, dont on ignore le nom, a été condamné pour vol et vagabondage, à un an de prison et cinq ans de surveillance; il entre le 16 juillet 1854. — Sa santé physique est mauvaise, sa constitution est débilitée; il est maigre, pâle; c'est un corps usé et une santé appauvrie par les privations et la misère. Il parcourt en mendiant les rues de Marseille depuis longues années; son intelligence est tout à fait rudimentaire; il n'a reçu aucune éducation. — Le directeur de l'établissement des sourds-muets, ap-

(1) Joret. Mémoire sur la folie développée au Pénitencier de Vannes.

pelé à l'audience, n'a pu parvenir à se faire comprendre de lui d'aucune manière. — L'inconnu n'a jamais rien appris et n'a pas de profession ; il ne sait absolument rien faire ; il faut lui nettoyer même sa cellule ; il ne peut évidemment avoir aucune idée de ses devoirs sociaux. Le sens moral est complétement absent chez lui. Il ne veut manger que du pain. Ses fonctions digestives ne se font pas bien ; il se plaint souvent de douleurs dans le ventre. Sa figure est stupide et exprime l'abrutissement. Il est borgne ; sa tête est caractéristique de l'idiotie ; le front est étroit, déprimé ; il y a un déplacement latéral des pariétaux de droite à gauche et aplatissement de l'occipital ; sa démarche a quelque chose de particulier ; il est sale (1).

« Il faut reconnaître, dit M. Joret, que les pauvres (mendiants et vagabonds) qui ont vécu dans les privations, les maladies et la débauche, gagnent beaucoup au régime régulier des prisons, que leur esprit y est plus tranquille que lorsqu'ils sont en liberté (2).

« Aussi, ces malheureux sont-ils quelquefois très-heureux dans les prisons et les bagnes, et la société devrait peut-être pourvoir à leur rendre ce bonheur facile.

« Nous avons vu des forçats, mourant d'une sorte de nostalgie, parce qu'ils devaient bientôt quitter le bagne. — Alors un vieux forçat ne mérite plus ce nom. — C'est un homme démoli, incapable de nuire ; il vit au bagne comme un brave serviteur vieilli au service d'un maître

(1) Cette observation et celle qui précède ont été extraites des Études médico-psychologiques sur la Folie, de M. Alfred Sauze.

(2) Joret. Mémoire sur la Folie développée au pénitencier de Vannes.

qu'il n'a jamais trompé. — Nous avons des galériens de vingt et trente ans d'exercice qui n'ont pas mérité la moindre punition pendant leur séjour au bagne »(1).

Nous avons cherché à faire, d'après les auteurs les plus compétents, une esquisse des criminels; on voit que ce ne sont que des êtres dégénérés, comparables en tout aux aliénés.

M. Joret est conduit à penser qu'on n'a pas tenu suffisamment compte de l'élément purement physique. Ce serait, dans l'opinion de cet auteur, une dégradation physique successive et héréditaire qui amènerait concurremment les classes pauvres au crime et à la folie. Il va plus loin : d'accord avec les observations recueillies en France et en Angleterre, il remarque que la population prisonnière est inférieure à celle du pays. — Les condamnés, selon lui, en général, sont mal conformés, maladifs, d'une intelligence bornée, présentant un tempérament propre et un facies particulier.

« Au point de vue psychologique, dit M. Moreau (de Tours), dans la *Revue judiciaire* de 1846, le crime et la folie ont plus d'un point de contact. — C'est aux prédispositions héréditaires, en particulier, qu'il faudrait s'adresser pour juger des analogies qui existent entre les individus que la société déclare responsables de leurs actions et ceux qu'elle dégage de toute responsabilité. — Je ne puis douter que si l'on se livrait à des recherches convenables, on ne découvrît, dans un grand nombre de cas, pour le crime et la folie, un point de départ psycho-organique identique, ou à peu de choses près. »

Citons un fait pris dans le livre de M. Moreau : *De la Psychologie morbide*, où il est longuement détaillé.

(1) Lauvergne, loc. cit., p. 303.

Observation VIII.

M. A..., horloger, à Paris, fit un mariage d'inclination dont il eut bientôt une fille et un garçon ; quelque temps plus tard, pendant un voyage que M. A... faisait en Franche-Comté, sa femme, dans un accès de fièvre chaude, se jeta par la fenêtre, et se tua sur le coup.

M. A... désolé, ne voulut pas se remarier, et l'affection de ses enfants qui grandissaient auprès de lui, ses affaires commerciales des plus propices, semblaient lui promettre encore du bonheur, lorsqu'étant obligé de renvoyer un de ses commis pour des actes d'indélicatesse, il s'aperçut le lendemain matin que sa fille avait suivi l'employé, et depuis lors il n'entendit plus parler d'elle. Un an plus tard M. A... s'est brûlé la cervelle à la réception d'une lettre où on lui annonçait que son fils, Charles, qu'il avait mis à Genève pour apprendre son commerce, s'était enfui avec une fille du pays après s'être rendu coupable d'un détournement considérable.

M. Moreau ajoute : « La surexcitation morbide des facultés affectives n'est pas seulement la source de pensées et d'actes agressifs, s'attaquant directement à la société ; elle peut encore étouffer le sens moral, le respect que chacun de nous se doit à lui-même, faire descendre l'individu au dernier degré de l'abaissement, le constituer, enfin, à l'état de paria aux yeux de cette même société.

« Ces réflexions s'appliquent à la *prostitution*. La prostitution en effet, suppose, nécessairement, un emportement dans les passions, une audace dans le vice, ou bien une défaillance du sens moral, de la conscience, un hébêtement de l'intelligence, qui ne saurait guère se rencontrer dans les organisations régulières, et dont il est impossible de voir la source ailleurs que dans les prédispositions morbides, héréditaires ou constitutionnelles dont l'influence nous est désormais bien connue» (1).

Tous les condamnés cependant ne ressemblent pas à ceux dont nous venons d'essayer le portrait. Il en est une autre classe qui ne saurait entrer dans aucune des catégories tracées par Ferrus.

Observation IX.

Un individu, nommé Carré, à peine âgé de 13 ans, fut néanmoins condamné à seize ans de travaux forcés pour un vol de deux lapins commis de complicité à l'aide d'effraction; mais, à raison de son âge, la peine qu'il avait encourue fut commuée en seize années de prison. Carré se conduisit bien tant que dura sa captivité, et apprit l'état de polisseur de boutons. Il fut assez heureux, lors de sa libération, pour trouver de l'occupation; et durant plusieurs années, il ne donna pas le moindre sujet de plainte; mais le métier qu'il exerçait étant venu à tomber, il se trouva tout à coup dans la plus affreuse misère. Pendant longtemps il vint tous les deux ou trois jours me voir, et à chaque visite je lui remettais 3 ou 4 francs; il ne revint plus, et vola, dans une cuisine, deux casseroles qui pouvaient valoir 10 francs au plus; il fut arrêté pour ce fait, et condamné aux travaux forcés à perpétuité et à la marque.

Lors du départ de la chaîne, j'allai voir Carré, et ne

(1) Moreau (de Tours), loc. cit., p. 380.

connaissant pas les circonstances qui l'avaient porté à commettre un nouveau crime, je crus devoir lui adresser quelques reproches.

« Eh ! Monsieur, me répondit-il, je ne pouvais trouver de l'ouvrage nulle part; j'étais repoussé de tout le monde, je n'ai volé que pour être condamné de nouveau au bagne, *du moins je mangerai tous les jours* » (1).

M. le Dr Dally, dans un éloquent discours sur cette matière, lu à la Société médico-psychologique, conclut en ces termes :

« Les criminels et les aliénés criminels ne constituent point deux espèces profondément distinctes; les mobiles qui poussent les aliénés au crime ne diffèrent point, dans la grande majorité des cas, de ceux qui animent les criminels non aliénés, et, d'un autre côté, les raisons pour lesquelles on est frappé d'aliénation ont la même origine que celles qui transforment le fou en un homme raisonnable. »

« Ce sont là des modifications sur lesquelles l'individu n'a aucun pouvoir. Sa volonté n'entre pour rien dans la maladie ou dans la guérison. Si quelque élément joue un rôle dans la production de ces faits, cet élément est extérieur à l'individu et hors de sa portée volontaire. Le crime et la folie sont deux formes de la déchéance organique cérébro-mentale. »

« Il est, en effet, impossible de rattacher à un *quid* incorporel les motifs de nos actions; celles-ci dépendent donc directement de notre constitution organique, plus ou moins favorisée par les circonstances du milieu social, inséparable de l'étude de l'homme. En d'autres termes, l'homme ne saurait être moralement responsa-

(1) Vidocq. Les Voleurs, t. II, p. 252.

ble de ses actes, pas plus qu'il ne l'est des maladies qu'il apporte en naissant ou qu'il a contractées dans le cours de sa vie.

« Mais, si la responsabilité morale est identique pour tous, c'est-à-dire nulle, il en est autrement de la responsabilité légale, laquelle n'ayant d'autre but que de préserver la société, soit par l'intimidation, soit par la séquestration, doit atteindre pareillement les aliénés criminels et les criminels non aliénés ou supposés tels. Ce qui revient à dire qu'il faut traiter les criminels comme des malades, et les criminels très-dangereux comme des malades très-dangereux.

« Toutefois, comme il est important de ne retrancher de la société que ceux des criminels, aliénés ou non, qui peuvent être considérés comme incurables, et que l'expérience seule, dans la majorité des cas, peut prononcer sur ce point; comme il paraît établi qu'un homme une fois condamné à la détention est à jamais perdu pour la vie honnête, il s'ensuit que les jugements ne doivent être prononcés qu'après deux récidives, afin de laisser au coupable l'occasion et la chance d'une guérison mentale; à la troisième récidive, la séquestration ou la déportation sera définitive.

« Les attentats graves contre les personnes, assassinat, blessures, vols, etc., mettant plus immédiatement la société en danger, la réclusion perpétuelle sera définitive dès le premier crime. Mais il est rare que les faits graves n'aient pas été précédés d'autres faits moins graves, en sorte qu'il n'est peut-être pas nécessaire de porter atteinte à la conclusion précédente.

« Enfin, comme toute punition qui dépasse le but que les lois se proposent est immorale, en ce sens qu'elle est un supplice inutile, il y a lieu de séparer de la masse des criminels ceux qui, par état morbide, sont évidemment dans l'impossibilité de nuire à autrui (paralysie générale, démence, etc.), et de constituer à leur profit une forme particulière de séquestration (asiles d'incurables). »

Ces conclusions de M. Dally peuvent indiquer un palliatif. Je ne crois pas qu'on puisse y trouver un remède réel. Le mal vient de loin, il est, si je puis appliquer ce terme médical à notre organisation sociale, *constitutionnel ;* les remèdes doivent être radicaux.

FIN

Paris. — Typ. A. Parent rue Monsieur-le Prince, 31

Paris.—A. Parent imprimeur de la Faculté de Médecine, rue Monsieur-le-Prince 31.

www.ingramcontent.com/pod-product-compliance
Ingram Content Group UK Ltd.
Pitfield, Milton Keynes, MK11 3LW, UK
UKHW020355230726
13925UKWH00003B/1128

9 782013 560177